SBS스페셜 생명의 선택

당신이 먹는 게
삼대를 간다

SBS스페셜 생명의 선택

당신이 먹는 게
삼대를 간다

우리가 매일 먹는 음식이 유전자를 바꾸고 운명을 바꾼다!

신동화 (SBS스페셜 PD)

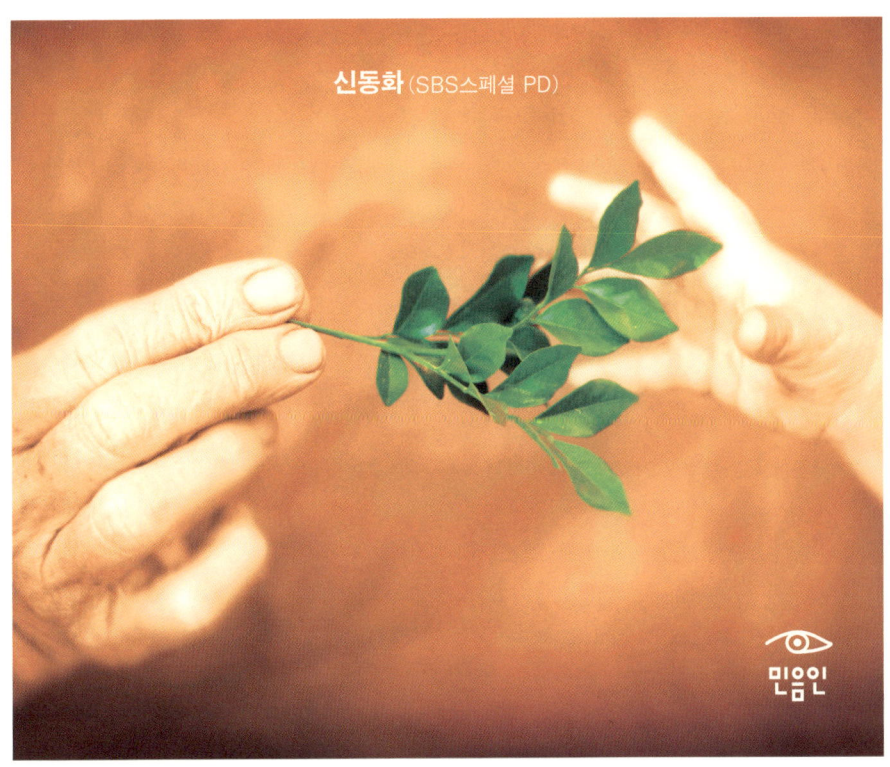

민음인

| 차례 |

추천사 | 건강은 운명이 아니라 의지에 달려 있다 ······· 6
여는 글 | 삼대의 운명을 바꿀 생명의 밥상을 기대하며 ······· 8

1부 당신이 먹는 게 삼대를 간다

01. 음식이 유전자를 바꾼다 ······· 13
먹을거리가 바꿔 놓은 산시 성의 운명 | 너무 잘 먹어도 탈이다 | 임신 중의 영양 섭취가 삼대의 건강을 결정한다 | 할아버지가 사춘기에 과식을 했다면?

02. 유전자 스위치를 끄고 켜다 ······· 41
유전자 스위치, 쌍둥이도 다르다 | 쥐의 운명을 갈라놓은 먹이 | 유전자의 노예가 아니라 주인이 돼라

03. 운명을 바꾸는 식생활과 생활 습관 ······· 58
유전자를 바꾼 사나이 | 수술 없이 암을 이기다 | 비만 유전자 길들이기 | 더 많이 바꿀수록 더 좋아진다 | 수명 연장의 비밀 | 운명, 그것은 아무것도 아니다

2부 다음 천년을 위한 약속

04. 화학 물질이 당신을 공격한다 ······· 85
약도 못 쓰는 병 | 삼대를 불행하게 하는 환경 호르몬 | 유전자를 바꾸는 환경 오염

05. 음식 속의 스트레스도 함께 먹는다 ······· 101
농업의 미래를 가로챈 거대 농산업체 | 녹색 혁명은 녹색이었나? | 콩나물이 된 옥수수 | 우리 주변의 모든 것이 옥수수다 | 세상을 지배하는 옥수수 | 동물 공장 시스템 | 스트레스 가득한 음식이 비만을 부른다

06. 유전자 조작 기술의 경고 ——— 128

GMO로 오염된 녹색 들판 | 유기농이 사라진 세상 | 기업의 소유물이 된 유전자 | 유전자는 리콜이 안 된다

3부 페어푸드, 도시에 실현되다

07. 치유하는 농업의 시작 ——— 153

먹을거리의 회복을 꿈꾸다 | 풀을 농사하는 농부 | 기적의 사과 | 자연 재배 작물은 썩지 않고 마른다 | 생명을 주는 음식

08. 도시 농업으로 희망을 엿보다 ——— 172

도시 농부로 살아가기 | 옥상에 가꾼 옥답 | 마천루에서 꿀을 따다 | 다양한 도시 농업의 공간 | 삶을 바꾸는 도시 농업 | 교육하는 도시 농업 | 치유하는 도시 농업

09. 정의를 실현하는 음식, 페어푸드 ——— 189

음식의 힘 | 가난한 식탁엔 '정의'가 없다 | 음식 정의 운동 | 음식은 인권이다 | 도시 농업의 가능성을 증명한 쿠바의 사례 | 미각 회복을 꿈꾸는 맛있는 혁명

10. 생명의 기적을 위하여 ——— 205

무병장수의 꿈 | 태교의 후성 유전학 | 원시 무속의 선상과 장수의 비밀 | 원시 시대보디 더 부족해진 현대인의 영양 섭취 | 음식 비슷한 물질이 아니라 음식을 먹어라

덧붙이는 글 | 우리는 매일 먹으면서 운명을 쌓아 간다 ——— 224
감사의 말 ——— 232
찾아보기 ——— 233

| 추천사 |

건강은 운명이 아니라
의지에 달려 있다

사람의 성격과 자질, 재능을 결정하는 것은 무엇일까? 부모가 물려주는 유전적 요소가 우선일까, 아니면 교육과 같은 환경적 요소가 더 중요할까? 지난 수천 년간 인류는 이 질문에 대한 답을 찾기 위해 끊임없는 노력을 기울여 왔고, 19세기 멘델이 유전 법칙을 발견하면서 쟁점은 유전적 요소가 중요하다는 쪽으로 넘어가는 듯했다.

하지만 최근에는 유전 법칙만으로는 설명할 수 없는 현상이 관찰되고 있으며 동일한 유전형도 환경에 따라 매우 다른 현상을 유도해 낼 수 있다는 사실이 밝혀지면서 소위 "유전자인가, 환경인가?" 하는 논쟁이 다시 불붙었다.

후성 유전학은 형질의 변화가 유전자의 변이에 의해서 일어나는 것이 아니라 유전자에 대한 접근성이 각 세포마다 다르게 조절되기 때문에 일어난다는 사실을 밝히고, 그 작용 기전을 연구하는 학문이다. 특히 이러한 유전자들에 대한 접근성이 환경적 요소에 의해 크게 영향을 받는다는 점이 밝혀지면서 사회적 관심과 조명을 받고 있다.

과학자들은 질병 발생에 후성 유전학적 법칙이 영향을 미친다는 사실과, 이러한 후성 유전학적 조절은 음식물 및 우리가 접하는 환경의 변화에 의해 크게 영향을 받는다는 사실을 밝혀냈다. 기존의 유전학과는 다르게 후성 유전학은 자신의 의지와 노력에 따라 바람직한 형질을 유도할 수 있다는 점에서 긍정적인 메시지를 던진다.

이 책의 저자 신동화 PD는 SBS 다큐멘터리 「생명의 선택」에서 후성 유전학의 세계적인 석학과 심도 있는 인터뷰를 통해 유전과 환경의 작용이 우리 건강에 미치는 문제점을 설득력 있게 제시해 큰 반향과 공감을 불러일으킨 바 있다. 이렇게 책으로 다시 만나게 되니 반가운 마음이다. 저자는 난해하기로 소문난 유전학 분야의 용어들을 쉬운 비유를 들어, 흔히 운명론에 머물기 쉬운 질병이 사람의 의지로 극복해 나갈 수 있는 선택의 문제임을 알려 준다.

또한 이 책은 과학이 실험실에만 머무는 것이 아니라 우리 생활에 직접적으로 영향을 미친다는 사실을 확인하게 해 주는 좋은 예이기도 하다. 이 책이 독자들의 건강하고 행복한 삶과 보다 나은 운명을 위한 길잡이가 되기를 기대한다.

연세대학교 게놈연구소 언더우드 특훈 교수
김영준

| 여는 글 |

삼대의 운명을 바꿀
생명의 밥상을 기대하며

'먹는 게 삼대를 간다?' 내가 지금 먹고 있는 음식이 삼대에 걸쳐 후대의 건강에 영향을 미친다는 이야기다.

즉 할머니 때문에 손녀가 암에 걸리고, 할아버지 때문에 손자가 일찍 죽을 수도 있다. 충격적이다 못해 황당무계하게까지 들리는 이 말을 처음 접했을 때 곧장 떠오른 생각은 '혹시 장난 아닐까?'였다. 하지만 분명 나는 과학 논문을 보고 있었다.

우리가 잘못 먹은 음식이 당대의 건강에만 영향을 미치는 게 아니라 유전체의 신비한 기억을 통해 자손 대대로 가혹한 결과를 불러올 수 있다는 사실이 밝혀졌다. 지금 먹는 음식이 후대의 운명에 큰 영향을 미친다는 것이다.

그런데 지금 우리의 밥상은 어떤가? 출처를 알 수 없는 원재료에 식품 첨가물이 뒤엉킨 가공식품, 안전성에 대한 논란이 끊이지 않는 유전자 조작 식품(GMO), 공장과 같은 대단위 시설에서 길러지는 가축과 그로부터 나온 육류, 농약과 화학 비료로 범벅이 된 과일과 채소 등이 우리 밥상을 점령했다. 그마저도 귀찮을 때는 전자레인지에서 데운 인스턴트 음식으로 그저 한 끼를 때우는 데 그친다.

빠르고 편한 것만 찾는 시대에 밥상도 예외가 되지는 못한다. 다큐멘터리 「생명의 선택」은 이러한 고민에서 시작되었다. 그저 편한 대로, 먹고 싶은 대로 먹고 있으면서도 한편으로는 먹을거리에 대한 불신과 공포가 가득한 시대다. '무엇을 먹고, 무엇을 먹지 말아야 하는지'에 대한 정보가 넘쳐 나는 한편 극단적인 식사법이 해결책인 것처럼 제시되곤 한다.

과학적이고 검증된 정보를 통해 좋은 먹을거리의 중요성을 널리 알리고자 시작된 「생명의 선택」은 객관적인 정보를 담기 위해 최신 과학인 후성 유전학의 연구 성과를 면밀히 분석하고, 세계 20여 개국 100여 명의 전문가를 취재했다. 12개월에 걸친 취재를 통해 마침내 「당신이 먹는 게 삼대를 간다」, 「다음 천년을 위한 약속」, 「페어푸드, 도시에 실현되다」라는 3부작 프로그램을 내놓을 수 있었다. 다행스럽게도 많은 사람들의 공감대를 얻을 수 있었고 휴스턴 국제 필름 페스티벌 특집 다큐멘터리 부문에서 금상을 수상하는 영광을 누리기도 했다.

시청자들과 누렸던 공감대를 되새기며 더 많은 사람들과 좀 더 깊이 있는 내용을 공유할 수 있기를 기대하는 마음에서 이 책을 만들게 되었다. 오늘 우리가 먹는 한 끼 밥이 나와 내 아이의 건강뿐만 아니라, 우리 사회 전체의 운명을 바꿀 수도 있다는 깨달음을 얻었으면 하는 바람이다. 이 책이 독자 여러분에게 진정한 생명의 밥상을 차리는 길을 제시할 수 있기를 바란다.

신동화

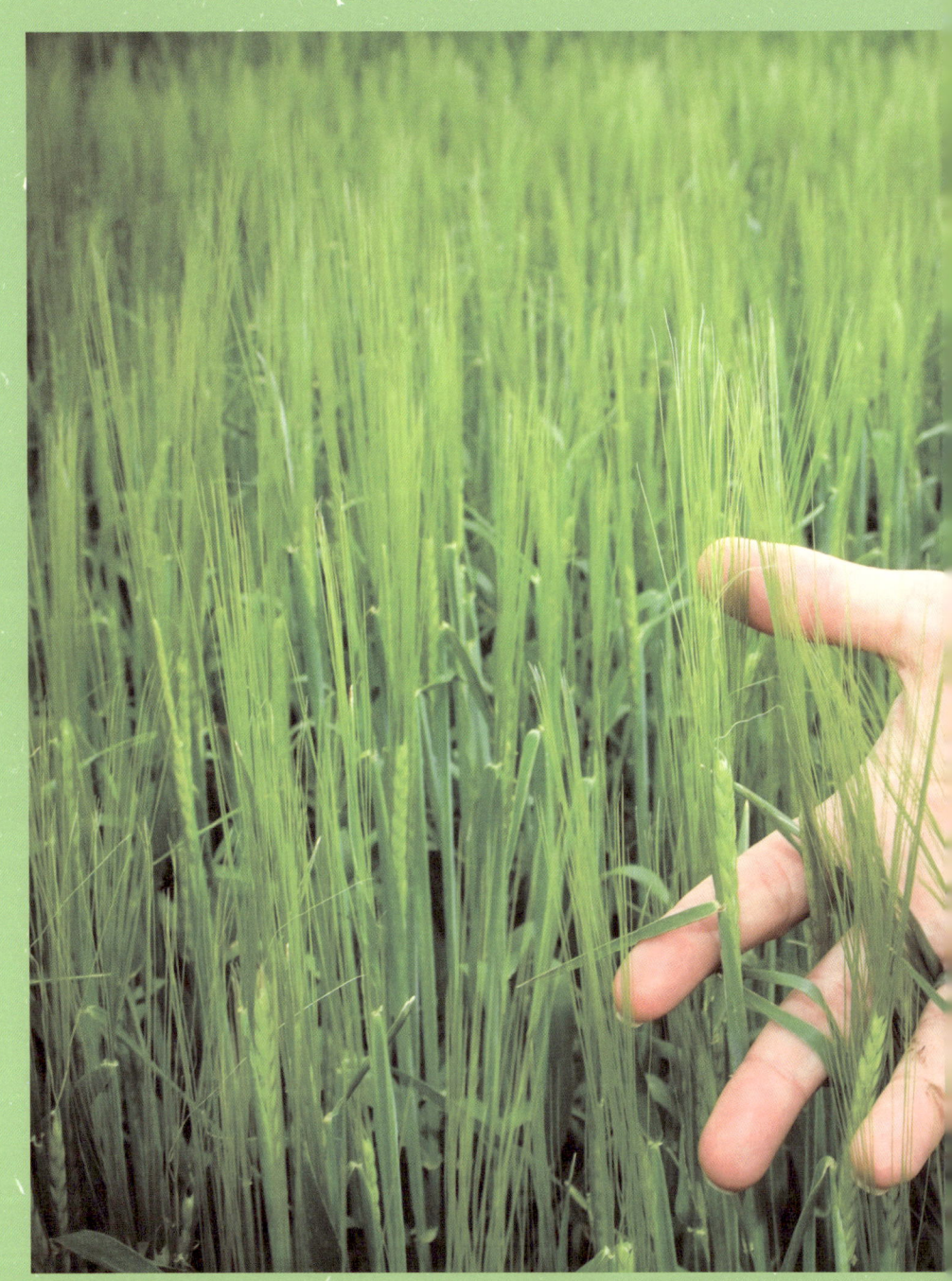

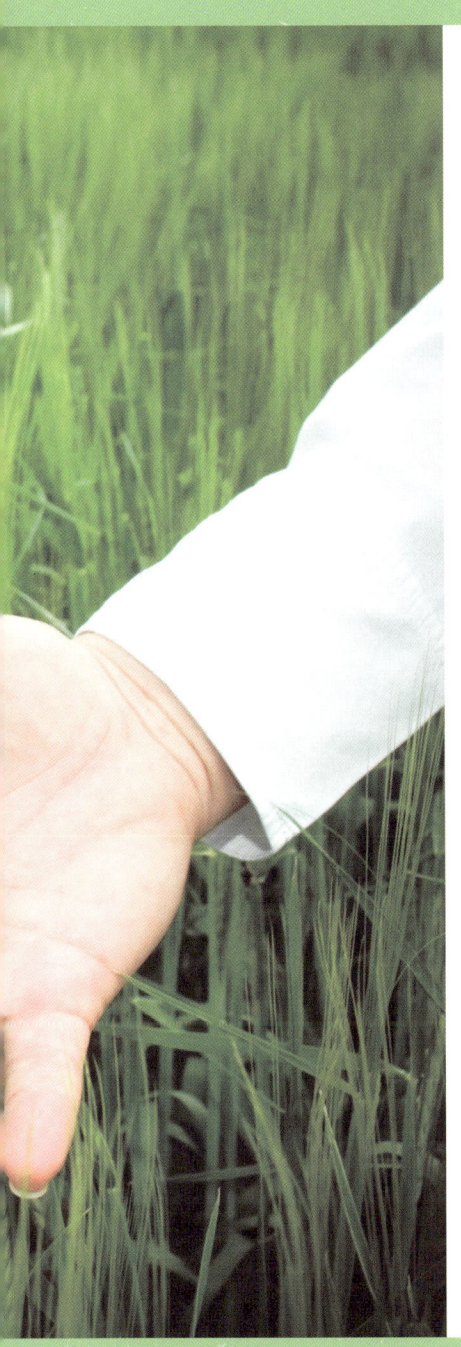

1부

당신이 먹는 게 삼대를 간다

Choosing Life

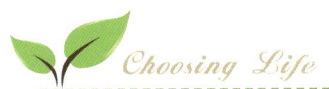

음식이
유전자를 바꾼다

01

먹을거리가 바꿔 놓은 산시 성의 운명

건조하고 바람 많은 중국의 고원 지대에 자리한 산시 성 타이위안 시, 오늘도 한기가 뼈를 타고 스며든다. 주민들은 목덜미의 신경을 곤두서게 하는 '섬뜩한 운명'을 말한다.

"육손이면 다행이야. 애들이 스무 명 태어나면 여덟 명은 탈이 나. 기형아들이지. 심한 애들은 일주일 만에 죽고 길게 버텨야 일 년을 못 넘겨. 그에 비하면 육손이는 별것 아니라고 봐야지."

마을의 노인이 무심히 전하는 말이다. 그만큼 이곳 사람들은 대대로 끔찍한 재앙에 시달려 왔다. 척추에 혹이 나고, 뇌가 두개골 밖으로 삐져나오고, 심지어 뇌가 없는 무뇌아까지 수많은 기형아들이 버려진 채 발견된다. 불행한 유전의 운명이 이보다 가혹하게 몰아치는 곳은 없다. 특히나 임산부들은 늘 소름끼치는 악몽에 시달린다. 산시 성에서 발생하는 기형증 중 가장 큰 비율

13

을 차지하는 병은 **신경관 결손증**
(Neural Tube Defects, NTD)이다.

산시 성의 신경관 결손증 발병율은 세계 최고 수준이다. 미국이 태아 1,000명당 0.5명꼴로 발병하는데 비해 산시 성은 100명당 1명꼴이다. 기형아는 대부분 유산된다.

겨우 살아서 세상에 태어나도, 곧바로 길가 또는 공장 옆에 버려지곤 한다. 다행히 운이 좋은 아이들은 고아원으로 넘겨져 수술을 받기도 하지만 힘든 고비를 또

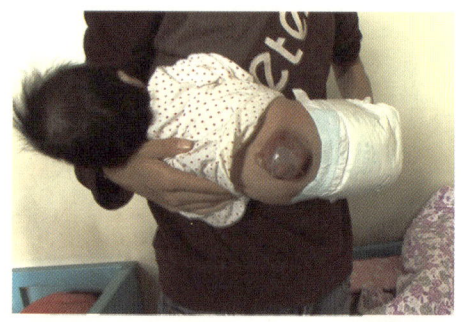
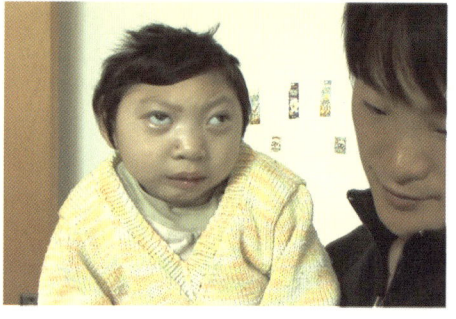

▲ 신경관 결손으로 기형을 갖고 태어난 아기들

> **신경관 결손증**은 태아의 발달 과정에서 생기는데 주로 임신 후 첫 3~4주에 발생한다. 이 시기에는 배아의 특정 세포가 분화와 융합을 일으켜 좁은 관을 만든다. 이 관을 중심으로 뇌, 척추, 뼈, 조직들이 형성된다. 신경관 결손이 있는 경우 뇌와 척추 중 하나 이상의 결손이 나타난다. 이는 태아의 성장 발달에 영향을 주고 척수도 쉽게 손상을 입는다. 척수 손상이 올 경우 신체가 마비될 수 있고 근육이나 장기도 약해진다. 뇌가 없는 무뇌증, 뇌가 두개골 밖으로 나와 있는 뇌수막류, 척추가 분열되는 척추이분증도 앓을 수 있다. 적절한 치료가 이루어지지 않을 경우 정신적 장애아로 변하고 때론 생명 자체가 위협받는다.

넘겨야 한다. 등허리에 난 큰 종양을 떼어 내는 대수술을 받고 나면 또 다른 문제에 부딪힌다. 엉덩이에 이어지는 수술 자리가 계속 갈라져 오랜 기간 치료를 받아야 겨우 움직일 수 있을 정도로 회복된다.

산시 성의 임산부들에겐 이런 일이 남 일이 아니다. 누구도 안심할 수 없다. 임신하자마자 기형아 걱정부터 해야 하는 처지가 된다.

워낙 문제가 심각해 중국 당국에서도 원인을 찾기 위해 집중 연구에 나섰다. 베이징 대학교 출산 건강 연구소의 런 웨이줘 교수는 산시 성 주민의 왜곡된 식생활을 가장 큰 원인으로 꼽는다. 특히 산모들에게 엽산이라는 영양 성분 섭취가 부족했다고 지적한다.

"신경관 결손증은 임신해서부터 3개월까지 모체에 공급되는 **엽산**이 부족할 때 생기는 현상입니다. 아직 그 작용이 다 밝혀지지는 않았으나, 엽산은 태아의 발육에 직접적으로 영향을 줍니다. 태아는 발달하기 위해 유전자를 빠르게 복제해야 하는데 이 복제 과정에 엽산이 필요합니다. 엽산이 부족하다면 이 과정에 심각한 영향을 줍니다. 신경관 기형의 50~70퍼센트가 엽산이 부족해서 생긴다고 봅니다."

● 비타민 B의 복합체로 헤모글로빈을 형성하는 데 중요한 역할을 한다. **엽산**이 풍부한 식품으로는 푸른 잎 채소와 동물의 간 등이 있다. 가임기 여성과 초기 임산부에게 엽산이 부족할 경우 기형아를 출산할 가능성이 높다.

엽산은 일종의 비타민으로 체내에서는 만들어지지 않고 음식 섭취를 통해서만 얻을 수 있다. 태아도 온전히 사람의 모습을 갖춰 가기 위해선 일을 해야 한다. 열심히 유전자를 복제하고 새로운 세포를 만들어 내야 한다. 생명의 신비 그 자체인 이 정교한 과정에서 필요한 요소 가운데 하나라도 빠지면 문제가 생긴다. 특히 엽산이 부족하면 유전자에 바로 영향을 주기 때문에 치명적이다. 조금 잘못 먹었다고 심각한 기형아가 태어난다는 게 놀랍다.

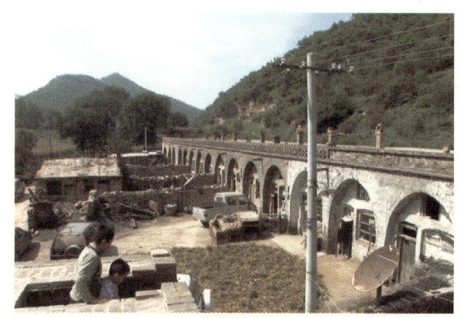

산시 성 사람들의 식단에서 유독 엽산이 부족한 이유는 무엇일까? 산시 성의 건조한 기후에서는 채소가 잘 자라지 않는다. 여름철에는 드물게나마 채소를 섭취할 수 있지만 겨울이 되면 상황이 아주 나빠진다. 게다가 겨울도 길어서 11월부터 이듬해 5월까지 녹

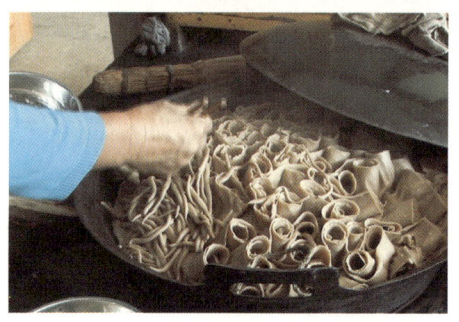

▲산시 성의 주식인 밀가루 요리

색 채소를 보기 힘들다. 그런데 하필이면 엽산은 채소에 많은 성분이다. 엽산이라는 이름 자체가 엽(葉), 즉 잎에서 나는 영양 성분이라는 뜻이다. 전통적인 요리법도 문제다. 감자나 배추를 과도하게 익히기 때문에 조리 과정에서 엽산이 파괴된다. 배를 채울 순 있으나 충분한 엽산을 공급하기에는 적절하지 않다. 대대로 이 지역에서 살아가는 주민들은 밀가루를 주식으로 먹는다. 밥상엔 온통 밀가루 음식이다. 밀가루에는 그나마 조금 있던 영양 성분도 정제 과정에서 대부분 사라지고 없다.

그러니 스무 명의 아이들이 있는 작은 마을에서 무려 여덟 명이 기형아로 태어나도 별스러운 일이 아니었다. 손가락 여섯 개를 가진 아이가 태어나면

할머니가 직접 손자의 손가락을 잘라 내기도 한다. 이런 경우라면 흉터 외에는 별 어려움 없이 살 수 있다. 정말 문제는 겉보기엔 멀쩡해 보이지만 속병이 깊게 든 아이들이다. 어떤 아이들은 척추가 갈려서 앉았다 일어나는 간단한 동작도 몹시 힘들어 한다. 이 증상도 신경관 기형 때문이다. 보기에는 다른 사람과 별 차이가 없지만 척추에 틈이 생겨 성장하면서 허리가 서서히 굽어지기 시작해 성인이 될 때쯤이면 허리를 펴지 못한다. 결국 일상생활도 힘들어진다.

이 아이들의 아이들도 불행한 유전자의 운명을 대대로 물려받아야 하는 것일까. 이러한 운명이 기껏해야 채소를 제대로 먹지 않았다는 사소한 이유에서 비롯되었다니 참 답답한 일이다. 운명은 최소한 이보다는 거창해야 하는 것 아닌가? 겨우 먹을거리 때문이라니? 평생을 한스럽게 살아야 할 사람들에겐 너무 황당한 이유처럼 들릴 법하다. 이 곤혹스러운 상황을 이해할 수 있는 길은 단 하나, '먹을거리'가 생각보다 더 큰 힘을 발휘한다는 사실을 받아들이는 것이다. 최근 당신이 먹는 음식이 가족의 운명을 어마어마하게 바꿔 놓을 수 있다는 과학적 증거가 밝혀졌기 때문이다.

너무 잘 먹어도 탈이다

부족하게 먹어도 넘치게 먹어도 문제다. 한쪽에선 없어서 난리지만 다른 쪽에선 많아서 법석이다. 너무 잘 먹어도 탈이 난다. 하기야 뭐든지 '너무'하면 문제가 일어나는 게 당연한 일이 아닐까.

미국 애리조나 주 사막 지역의 원주민인 피마 인디언(Pima indian)들은 이 사실을 누구보다 더 잘 안다. 세계 최악의 '당뇨병 부족'이라는 오명을 입게 된 그들의 증언은 절박한 상황을 그대로 드러낸다. 마을엔 약을 달고 살아야 하는 중증 당뇨병 환자들이 넘친다. 당뇨병과 함께 암, 심장병 등의 성인병도 피마 인디언들에게 낯설지 않다. 특히 당뇨병을 30년째 앓고 있는 메리 토마스 씨에겐 더 그렇다.

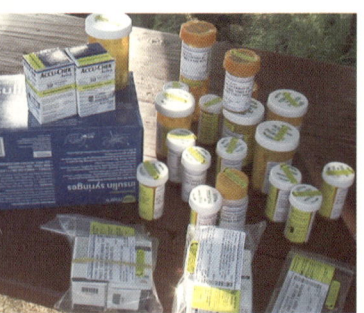 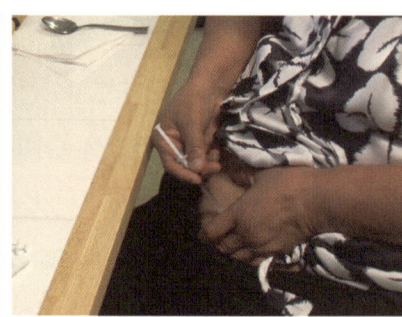 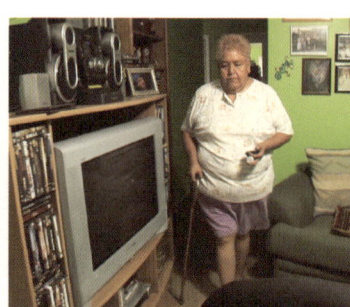

▲ 당뇨병으로 고통받고 있는 메리 토마스

"제 남편도 새아버지도 이복 오빠도 모두 당뇨로 죽었습니다. 저는 당뇨의 무서움을 알리기 위해 노력하고 있습니다. '나를 봐라, 내게 무슨 일이 일어났는지 보고 나처럼 되지 마라.'라고 말하는 건 슬픈 일입니다. 더 슬픈 건 아직도 문제의 심각성을 깨닫지 못하는 사람이 많다는 겁니다."

피마 인디언들은 왜 당뇨에 속수무책으로 당했을까? 특별히 당뇨에 취약한 유전자를 물려받은 것일까? 사실 피마 인디언들의 유전자에는 문제가 없다. 원래 피마 인디언은 사막의 척박한 환경에서 살아남은 강인한 부족이다. 먹을거리가 풍부하지는 않았지만 문제는 아니었다. 피마 인디언들의 몸은 섭취한 음식에서 최대한의 에너지를 뽑아낼 수 있도록 일찌감치 적응되었기 때문이다. 예전에 피마 인디언들은 날렵한 몸과 강인한 체력을 자랑했다.

그렇다면 무엇이 문제였을까? 바로 식습관이다. 사막의 밥상이 도시의 식탁으로 바뀌었다. 화려한 패스트푸드가 밀려왔다. 정제된 하얀 밀가루, 옥수수 가루, 버터, 치즈, 라드 등 고지방 고칼로리 가공식품의 달콤한 유혹이 시작됐다. 소박하지만 건강에 좋았던 전통 음식들은 천대를 받으며 사라졌다. 그러자 재앙이 덮쳤다.

"먹는 게 완전히 바뀌었어요. 어느 방향으로 가든 패스트푸드 가게가 코앞으로 다가왔어요. 모퉁이만 돌면 패스트푸드가 기다리고 있었죠. 광고가 늘어났고 가게들은 점점 더 많이 생겼고 제 살도 신나게 불어났어요. 프렌치프라이나 청량음료를 달고 살았어요. 중독 수준이었죠.

옛날엔 우리도 강물을 이용해 농사를 지었습니다. 옥수수, 콩, 애호박 등을 길렀죠. 전통적으로 먹었던 음식 중 절반은 직접 경작한 작물이었고 나머지 절반은 야생에서 채집한 음식, 사냥과 낚시를 통해 확보한 고기와 생선이었습니다. 식생활이 완전히 달라진 거죠. 사실 변한 건 음식만이 아니었죠. 어느 날 보니 우리의 운명마저 바뀌었더군요."

'너무' 급격하게 잘 먹은 음식은 오히려 독이 됐다. 피마 인디언들의 유전자와 몸은 변화의 속도를 따라잡지 못했기 때문이다. 싸구려 고지방 고칼로리 음식을 스펀지처럼 빨아들인 피마 인디언들의 당뇨병 발병률은 가파르게 치솟았다. 다른 종족보다 음식에서 에너지를 받아들이는 흡수력이 뛰어나 사막에서 생존할 수 있게 했던 바로 그 능력이 치명적인 결함으로 바뀌어 버렸다. 비만이 확 늘었다. 부족민의 70퍼센트가 당뇨병에 걸렸다. 병에 걸리지 않은 사람들도 불안하긴 마찬가지다. 누구나 시간이 문제일 뿐 다음 차례는 자기일

지도 모르기 때문이다. 수만 년간 강인하고 건강했던 사막의 주인들이 불과 한 세대 만에 환자들로 전락했다.

사람 입에 들어가는 게 이렇게 무섭다. "당신이 먹는 게 당신을 만든다.(You are what you eat.)"라는 말은 헛말이 아니다. 피마 인디언들에겐 눈앞에 닥친 참담한 현실이다.

"아침에 일어나면 약부터 찾습니다. 인슐린 주사도 두 대나 놓아야 합니다. 아침에 한 번 저녁에 한 번. 혈당도 늘 점검해야 합니다. 너무 높아도 안 되고 낮아도 큰일이 나기 때문입니다.

늘 약 가방을 가지고 다녀요. 하루에 열세 알의 약을 먹어야 합니다. 그야말로 약에 절어 사는 거죠. 많은 사람들이 팔다리를 절단했는데 그래도 전 아직까지 사지를 잘라 내지는 않았어요. 하지만 온몸의 신경이 상해서 아차 잘못하면 넘어집니다. 넘어지면 심하게 다치기 때문에 정신을 바짝 차려야 하죠. 이도 거의 다 빠졌어요. 여전히 걸어 다닐 수는 있으니 전 운이 좋은 편입니다. 아니 그렇게 생각하려 노력하지만 사실은 아니죠. 제가 정말 운이 좋은 건가요?"

연구자들이 피마 인디언을 주목하는 중요한 이유는 따로 있다. 유전과 식생활의 영향을 비교해 볼 수 있는 결정적인 단서를 제공하기 때문이다. 애리조나 주 피마 인디언들에겐 쌍둥이 같은 형제 부족이 있다. 바로 이웃한 멕시코에서 거주하는 피마 인디언들이다. 이 두 부족은 서로 유전자가 같다. 그런데 멕시코의 피마 인디언들은 애리조나 주 부족과는 달리 아주 건강하다. 모두가 날렵하고 다부진 몸에 근육질을 자랑하는, 이른바 '몸짱'들이다. 애리조나 주의 인디언들도 한때는 이랬다. 무엇이 이런 차이를 만들었을까? 멕시코

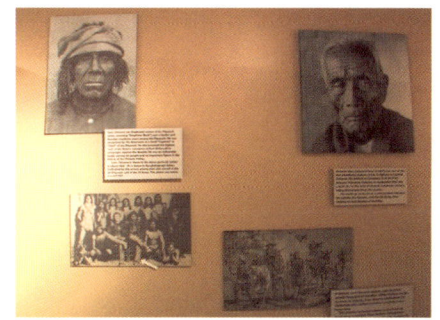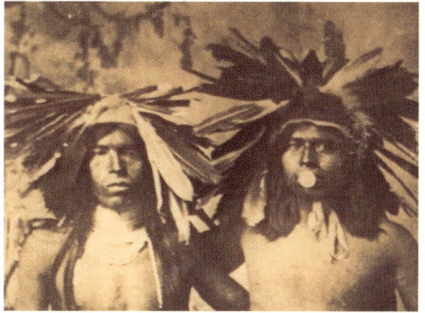

▲ 날렵하고 다부진 체격을 자랑했던 피마 인디언들의 과거 모습

의 부족이 여전히 전통적인 생활 방식을 유지한다는 사실이 중요한 이유로 꼽힌다. 특히 먹는 게 다르다.

피마 인디언들의 사례는 같은 유전자를 타고나도 음식이 바뀌면 건강이 판이하게 달라진다는 주장의 생생한 증거이다. 음식이 곧 운명임을, 한 끼 식사가 운명을 좌우할 수 있다는 사실을 이보다 더 잘 보여 주는 사례는 없다.

불행하게 바뀐 운명은 어김없이 대물림되는 듯하다. 병마는 아이들이라고 해서 봐주지 않는다. 어린 당뇨병 환자들이 늘어나 겨우 아홉 살, 열 살인 아이들이 합병증으로 사지를 잘라 내기도 한다.

피마 인디언들은 부모 세대의 잘못된 식습관이 후손들에게 유전적으로 이어져 사태를 더 악화시켰다고 생각한다. 아직 명확히 밝혀지지 않은 강력한 유전의 법칙이 음식을 통해 다음 세대의 아이들에게 작용하고 있다고 믿는다. 이것은 중요한 문제이다. 우리 모두 가려서 먹어야 건강하게 살 수 있을 뿐만 아니라, 식사를 할 때마다 스스로 운명을 선택한다는 말이기 때문이다. 먹을거리는 생명의 근본이자 곧 운명을 설정하는 힘을 가진 무언가를 품고 있다는 뜻이기도 하다.

먹는 게 변했다고 대대로 전해질 운명이 바뀔 수 있을까? 한두 가지 특이한 사례를 무리하게 일반화하는 것은 아닐까? 과연, 이러한 믿음이 과학적으로도 근거가 있을까?

놀랍게도 과학의 대답은 '그렇다'이다. 어떻게 그럴 수 있을까? 과학은 관찰과 실험을 통해 확보한 증거로 말한다. 그러나 오랜 시간을 두고 음식이 3대, 4대에 걸쳐 유전적으로 영향을 준다는 실험은 불가능하다. 나쁜 음식을 참가자에게 먹여 그 결과를 지켜본다면 실험 자체가 윤리적으로 문제가 있기도 하다. 실험하다 탈이라도 나면 큰일이다. 이런 상황에서 어떻게 먹는 게 삼대를 간다는 주장이 가능할까?

역사의 우연이 인간에겐 불가능한 실험과도 같은 상황을 만들어 복잡하고 혼란스러운 문제의 답을 찾는 단서를 제공했다.

임신 중의 영양 섭취가 삼대의 건강을 결정한다

2000년 5월 네덜란드 암스테르담 대학 병원의 테사 로즈붐 박사는 유전에 대한 학설을 통째로 흔들 수 있는 증거를 찾았다. 부모의 영양 섭취가 유전자 차원에서 자녀에게 강력한 영향을 준다는 사실이다. 지금까지 알려진 통념을 무너뜨리는 역사적인 발견이었다.

우리 몸 내부에 알려지지 않은 거대한 세계가 있었다. 이 세계는 상상하지도 못한 방식으로 현재의 우리와 과거의 조상과 미래의 자손들을 연결한다.

할머니가 먹었던 음식 때문에 손자인 당신이 병에 걸릴 수도 있다. 게다가 당신이 오늘 잘못 먹은 음식이 당신의 손자와 그 손자의 손자에게까지 병을 일으킬 수도 있다. 놀랍고도 섬뜩하다. 이 주장이 사실이라면 당장 우리의 식생활을 미래의 자손들에게 물려줄 유전적 운명의 차원에서 철저하게 짚어 봐야 할 것이다. 밥 한 술 뜨면서 유전자까지 고려해야 하는 상황이다.

로즈붐 박사는 네덜란드 병원의 오래된 출산 기록을 검토하던 중 2차 세계대전의 막바지였던 1944년 겨울의 자료에 관심을 쏟았다. 당시 네덜란드는 독일이 점령하고 있었는데 네덜란드 인들은 이에 굴복하지 않고, 저항군을 만들어 끝까지 싸웠다. 골치를 앓던 독일군은 보복으로 식량 공급을 차단해 버렸다. 갑자기 먹을 게 사라졌고 모두가 굶주렸다.

봉쇄는 거의 6개월 동안 계속되었다. 식량은 바닥이 났고 그나마 숨겨 놓았던 음식도 동이 났다. 오로지 독일군의 식량 배급에만 의존해야 했지만 배급량이 충분할 리 없었다. 1944년 11월부터 1945년 5월 초까지 사람들은 하루에 감자 두 개, 빵 두 조각, 사탕무 반쪽으로 버텨야 했다. 이 정도 음식으로 공급받을 수 있는 열량은 약 400~500칼로리로 성인의 일일 권장 섭취량이 2,000~2,500칼로리임을 고려할 때 턱없이 부족한 양이다. 목숨도 부지하기 힘들었다. 굶어 죽는 사람들이 속출했고 수천 명이 사망했다.

특히 임산부와 아이들의 피해가 컸다. 그런데 그 혼란과 절망의 와중에서도 네덜란드 의사들은 꼼꼼하게 임산부의 건강 상태, 출산 직후 아이의 체중, 질병과 영양 상태 등에 관한 정보를 하나도 빠짐없이 기록했다. 로즈붐 박사는 이 자료에서 임산부의 건강 및 영양 섭취가 후대의 아이들에게 영향을 미친 사례를 집중적으로 선별하고 연구했다. 마침내 대참사의 이면에 숨겨져 있던 엄청난 의학적 가치를 지닌 진실을 밝힐 수 있었다.

"과학자들은 임신 중 영양 섭취가 부실해 작게 태어난 아기들은 심혈관계 질환에 걸릴 위험이 높다는 사실을 발견했습니다. 저는 이것이 아기들이 임신 기간 동안에 겪은 영양 부족 때문이라고 생각했고 2차 대전 중에 발생한 기아 사태에서 해답을 찾을 수 있었습니다.

1945년의 출생 기록을 토대로 임신 중의 영양 부족이 아이가 성인이 되었을 때 미치는 영향을 파헤쳤습니다. 예상대로 기아 상태에서 착상된 아기는 심혈관계 질환과 유방암 발병 위험이 높았습니다. 의미 있는 연관 관계를 발견했습니다."

대참사의 시기에 임신을 했던 여성들은 대부분 저체중아를 낳았다. 저체중아들은 성장한 후에도 질병에 시달렸다. 전후 네덜란드의 풍족한 환경에서 자랐음에도 불구하고 그랬다. 로즈붐 박사는 이 사람들에게서 태어난 다음 세대의 아이들까지 관찰하고 유전자를 검사했다. 그 결과 할머니의 부적절한 영양 섭취가 후세대의 질병에 깊은 영향을 준다는 사실도 발견했다.

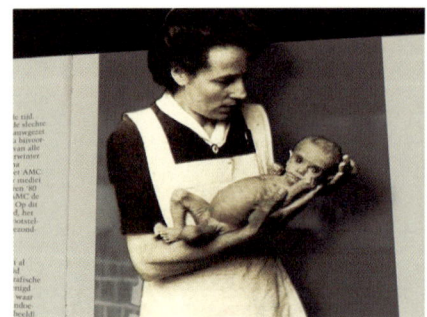
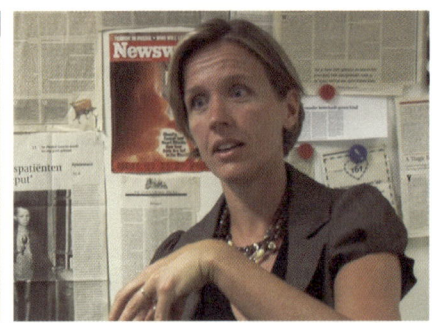

▲ 네덜란드 대기근에 출생한 아기와 로즈붐 박사의 모습

임신한 어머니로부터 충분한 영양분을 공급받지 못하고 세상에 나오게 된 이들은 50, 60대가 되자 갖가지 질병에 쉽게 걸렸다. 심혈관 질환 발병률은 평균보다 두 배나 높았고 유방암 발병률도 마찬가지였다. 비만에 시달리는 경우도 더욱 빈번했다. 전후 세대의 여성이 자라나 임신했을 때 그 자녀들의 질병 발병율도 마찬가지로 높았다. 심지어 전쟁이 끝난 지 몇십 년이 지났는데도 저체중아를 출산했다. 이들은 풍족한 사회에서 충분한 영양분을 섭취한 세대였음에도 불구하고 할머니의 전쟁 중 식생활이 손자들에게 악영향을 미친 것이다. 대참사는 3대에 걸쳐 영향을 주었다. 심지어 4대에까지 나쁜 영향이 이어지기도 했다.

이 발견은 엄청난 의미를 품고 있다. 기존의 이론과 연구의 틀을 뒤집어 놓기 때문이다. 다윈의 진화론에 따르면 개체가 살면서 겪거나 획득한 특성은 유전되지 않는다는 게 정설이다. 그런데 로즈붐 박사의 연구에서 밝혀진 사실은 살면서 획득한 특성 중 일부가 유전이 된다는 주장을 뒷받침한다.

이는 과학적으로 볼 때 터무니없는 주장이다. 적어도 현재까지의 관점을 고수한다면 그렇다. 한편으로 누구나 조롱거리로 삼았던 라마르크의 진화론이 맞을 수도 있다는 것을 의미하기도 한다. 기린의 목이 긴 것은 높은 나무에 달린 나뭇잎을 따 먹으려고 목을 늘이고 늘이다 보니 늘어났고 그 길어진 목이 후대로 유전되었다는 주장이 라마르크의 진화론에서 주장하는 **용불용설**(用不用說)이다. 이

● 라마르크는 "자주 사용하는 기관은 세대를 거듭함에 따라 발달하고 그렇지 않은 기관은 점점 퇴화하여 소실된다."고 주장했다. 또한 이러한 발달과 미발달이 자손에게 유전된다고 하였다. 이 학설을 '용불용설'이라고 하는데 이후 멘델이 유전의 분자적인 특성을 밝힘으로써 획득된 형질은 유전되지 않음이 증명되었다.

이론은 틀렸다고 모든 과학자들이 입을 모았다. 즉 '획득 형질은 유전되지 않는다.'가 정설이었다.

하지만 로즈붐 박사는 지금 음식을 먹다 보면 몸에서 뭔가가 달라지고 그 달라진 부분이 다음 세대에까지 유전이 된다고 주장한다. 이것은 획득 형질이 유전될 수도 있다는 말이다. 기존의 이론과 관점에 강력한 의문을 제기하는 주장이다. 무엇이 달라져야 하는가?

"사실 기근이 유전자의 DNA를 직접적으로 변화시키진 않았습니다. DNA와 상호 작용을 하는 몇 가지 인자를 바꾼 것이죠. 태아기에 기근에 시달렸던 경험이 DNA의 기능과 관련 있는 인자를 바꾸어 놓았고 나중에는 질병 발병률에까지 영향을 미쳤다고 봅니다."

간단하게 말하면 'DNA를 바꾸지 않고도 유전 현상을 변화시킬 수 있는 길이 있다.'는 말이다. 음식은 이 길을 통해 유전에 작용한다는 뜻이다. 이른바 분자 생물학에서는 유전자만이 유전 현상을 결정한다고 본다. 그런데 유전자의 말을 듣지 않고 제멋대로 행동하는 이탈자들이 발견됐다. 바로 '유전을 조절하는 인자'라고 불리는 특수한 분자들이다. 그렇다면 '유전자를 조절하는 인자'의 실체는 무엇일까?

그 전에 먼저 진화의 의미를 살펴보아야 하는데, 일단 이 세 가지만 기억하자. 첫째, 진화는 환경에 유기체가 적응하는 방법이다. 둘째, 환경이 바뀌면 유기체도 변한다. 셋째, 유기체가 진화하는 데는 아주 긴 시간이 필요하다. 보통 몇 만년 단위다. 3대는 눈 깜빡할 사이 정도도 안 된다. 유전자가 변하려면 엄청나게 긴 시간이 필요하다. 3000대쯤 흘러야 겨우 한두 개 변하지 않을까? 그렇지만 환경은 수시로 변하며, 유전자의 사정을 봐주지 않는다.

> **후성 유전학** 유전은 DNA 상에 존재하는 유전자에 의해 지배되는데 유전자는 염색체에 있는 DNA가 복제되어 전달된다. 그런데 DNA의 염기 서열에서는 변화가 없지만 유전자의 조절에 변화가 생기고 이것이 대물림되기도 한다. 이러한 현상을 후성 유전이라 하고 이에 대한 연구를 다루는 분야가 후성 유전학이다. 최근 새롭게 조명을 받고 있는 후성 유전학의 내용에 대해서는 이 책에서 계속해서 살펴볼 것이다.

환경이 갑자기 바뀌면 우리의 유전자는 화들짝 놀라 우왕좌왕하게 된다. 유전자가 만들어 낸 세포도 익숙한 환경이 아닌 엉뚱한 상황에 놓이면 당황한다. 유전자는 낯선 환경에서도 잘해 보려고 최선을 다하겠지만 생존은 최선을 다한다고 해서 보장되지 않는다. 적응하면 살고 못하면 죽는 것이다. 때로는 종 전체가 사라지기도 한다.

그렇다면 개체는 어떻게 몇 천년 혹은 몇 만년 단위로 진화하는 유전자를 가지고 시시각각 변화하는 환경에 적응하며 살아남을 수 있었을까? 수만 년 동안 어마어마한 궁리를 하고 시행착오를 거쳤을 것이다.

로즈붐 박사는 진화와 질병에 작용하는 숨겨진 경로가 있다고 믿는다. 그것이 바로 '유전자에 작용하는 인자'들이다. 이 인자들은 한동안 '유전자 속의 유령'이라고 불렸다. 실체가 밝혀지지 않았기 때문이다. 지금도 전체적인 모습과 기능이 명확하게 밝혀진 상태는 아니지만, 최소한 그 실체의 존재는 확인했다. 이제 구체적으로 어떤 인자들이 있는지, 그 분자들은 어떤 기능을 하는지 자세하게 알아낼 차례다. 궁극적으로 이 인자들의 행동을 제대로 통제할 수 있다면 질병의 치료와 통제, 무병장수와 같은 영원한 인류의 꿈이 이루어질 수도 있을 것이다.

현재 이러한 인자들과 관련된 연구를 주도하는 학문은 **후성 유전학**(Epigenetics)이다. 후성 유전학은 '유전자 위에 있는' 유령 같은 분자 혹은 경로의 형태, 기능과 효과를 밝혀내려 한다. 유전자 위에서 유령처럼 떠돌며 유전자에 영향을 주는 분자들을 통틀어 **후성 유전체**(epigenome)라 부른다. 할머니가 겪은 환경의 영향이 후성 유전체의 기억에 새겨지고 이것이 3대, 4대에 걸쳐 전달되는 것으로 추정된다.

> ● 유전체가 아니면서 유전 형질의 발현에 관여하는 물질을 **후성 유전체**라고 한다. 영어로는 '에피게놈(epigenome)'이라고 하는데 이 명칭은 '유전체(genome)'의 '위쪽에, 덧붙어(epi-)' 있는 것이라는 뜻이다.

"후성 유전학에서는 한 세대 내에 유전자의 발현을 촉발하거나 억제할 수 있다고 봅니다. 기근 시기에 태어난 아이뿐만 아니라 그들의 후손들마저 건강하지 않다는 사실은 좋은 증거입니다. 부모들이 임신 중에 접한 외부 환경의 영향이 후성 유전적 경로를 통해 작용한 거죠.

과학계는 모든 질병이 유전자 때문이라는 주장과 환경의 영향이 중요하게 작용한다는 의견으로 갈려 다투었습니다. 후성 유전은 두 가지 관점을 조화롭게 통합할 수 있는 방법을 찾아냈습니다. <u>후성 유전체를 통해 환경이 유전자 발현에 영향을 주는 구조를 알게 됐습니다. 환경이 그야말로 유전자를 켰다 껐다 할 수 있다는 점을 깨닫게 된 겁니다. 유전자도 여전히 중요하지만 환경적 요인도 그만큼 중요합니다.</u>"

로즈붐 박사는 유전자의 이중 나선을 따라 스위치가 달려 있는 이미지를 그려 보라고 했다. '유전자에 작용하는 인자'들 즉 '후성 유전체'들은 바로 스위치들에 해당한다. 이 스위치들은 환경에서 오는 자극 특히 영양적 자극에 민감하다. 심지어 어떤 영양소들은 스위치 자체를 구성하는 요소이기도 하다.

이런 장치들을 통해 환경은 유전자 코드를 직접 바꾸지 않고도 바꾼 것과 다름없는 효과를 낼 수도 있다. 스위치가 꺼지면 유전자가 사라지는 것과 같고 스위치가 켜지면 다시 유전자가 생기는 것과 같은 효과가 나기 때문이다. 태아의 유전자도 마찬가지 방식으로 엄마가 접하는 외부 환경과 영양소 섭취 조건에 반응한다. 로즈붐 박사는 이러한 상태를 러시아의 전통 인형 마트료시카에 비유했다.

"마트료시카를 보면 인형 안에 인형이 계속 들어 있습니다. 마치 이 인형들처럼 지금 할머니 안에 엄마, 손녀가 이미 들어 있다고 생각해 보세요. 세포 차원에서는 삼대가 동시에 존재하는 순간이 가능합니다.

이 순간에 당신이 먹는 음식이 부실하다면 당신의 건강뿐만 아니라 딸의 건강, 손녀의 건강에까지 영향이 미친다는 건 어찌 보면 당연한 일입니다."

마트료시카는 러시아의 목각 인형으로 몸체 속에는 조금 작은 인형이 들어가 있다. 조금 작은 인형 속에는 더 작은 인형이 들어 있고 이런 식으로 몇 회를 반복하는 상자 구조로 되어 있다. 임신한 여성의 몸도 마찬가지다. 자궁을 살펴보자. 두 번째 마트료시카인 태아가 있다. 태아의 몸엔 세 번째 마트료시카인 난소 세포가 있다. 태아가 자궁에서 발달하면서 이미 난소 세포도 만들기 때문이다. 이 난소 세포를 통해 삼대째 아이가 태어날 것이다.

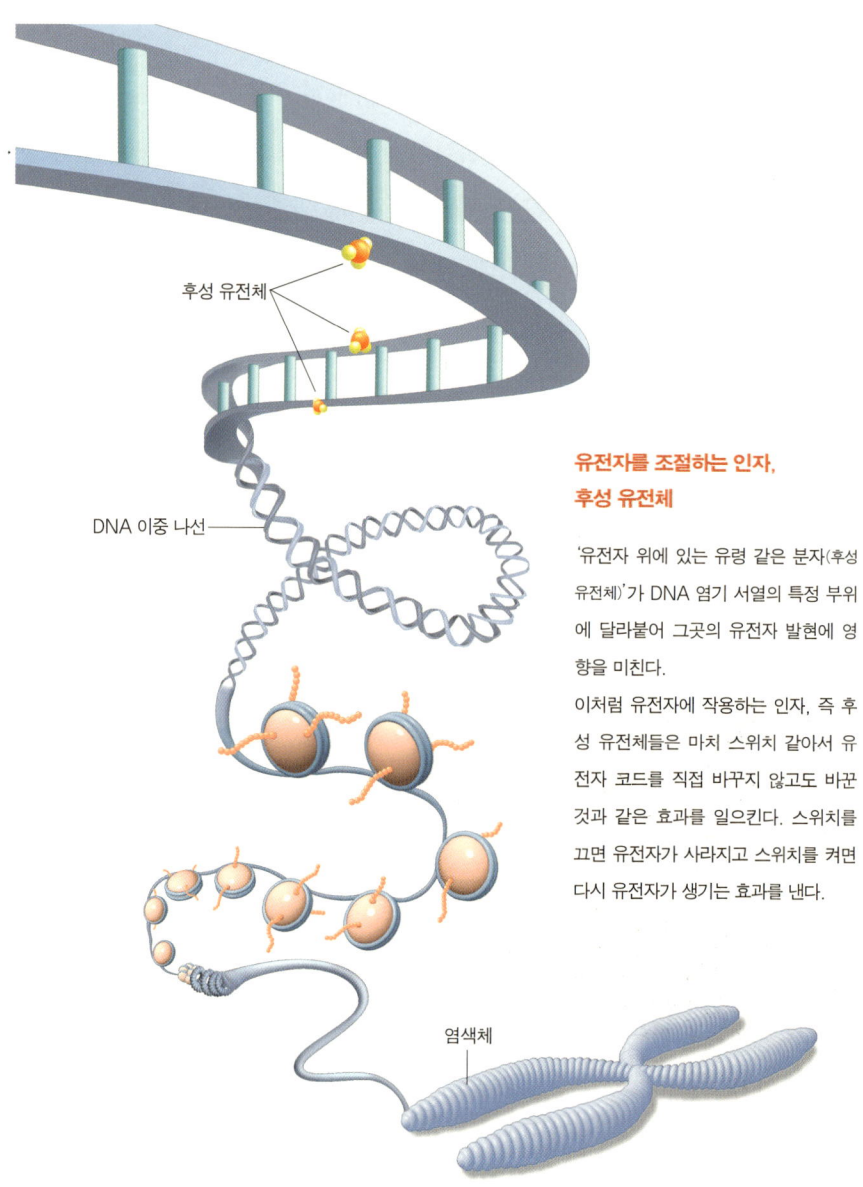

유전자를 조절하는 인자, 후성 유전체

'유전자 위에 있는 유령 같은 분자(후성 유전체)'가 DNA 염기 서열의 특정 부위에 달라붙어 그곳의 유전자 발현에 영향을 미친다.

이처럼 유전자에 작용하는 인자, 즉 후성 유전체들은 마치 스위치 같아서 유전자 코드를 직접 바꾸지 않고도 바꾼 것과 같은 효과를 일으킨다. 스위치를 끄면 유전자가 사라지고 스위치를 켜면 다시 유전자가 생기는 효과를 낸다.

세포 차원에서는 삼대가 동시에 존재하는 게 이상한 일이 아니다. 태아는 또한 모체에 단순히 기생하는 존재가 아니다. 태아는 자궁 속의 환경에 민감하게 반응하며 앞으로 살아갈 환경에 대한 정보를 추출하고 적응할 준비를 한다. 이때 어머니의 자궁에 공급되는 영양소의 양과 질, 비율이 태아가 바깥 세상을 그려 볼 수 있는 중요한 재료다. 로즈붐 박사는 이것은 분자적 차원에서 바깥세상이 어떤지에 대해 끊임없는 대화가 진행되는 것과 같다고 설명한다.

"어머니의 자궁은 아이가 태어날 환경에 대한 일종의 3차원적 일기 예보 장치입니다. 태아는 살아남기에 적합한 상태가 되게 유전자를 조절합니다. 적응이죠. 기아 시기에 태어난 네덜란드 아기들은 일종의 잘못된 일기 예보를 받아들인 겁니다.

아기는 모자라는 자원을 최대한 효율적으로 이용할 수 있는 형태로 유전자를 조절하며 성장했습니다. 그런데 태어나 보니 완전히 다른 세상입니다. 고지방 고칼로리 음식이 사방에 널려 있습니다. 마치 피마 인디언들처럼 유전자가 미처 감당할 수 없는 식생활의 변화가 일어난 거죠. 여기에는 큰 대가가 따릅니다. 이들은 자라면서 심장 마비에 잘 걸리고 혈압도 높습니다.

바깥 형편이 안 좋을 거라고 예측하고 적응한 대로 영양 확보와 섭취가 힘난한 환경이었다면 문제가 없었을 겁니다. 영양이 부족한 환경에 적응했던 아기들은 똑같이 먹어도 더 빨리 살찌고 병에 걸릴 확률이 높습니다. 자신과 너무 맞지 않는 세상인 거죠."

배 속에서 영양이 부족하면 태아는 유전자를 '살아갈 세상이 힘들 테니 일단 많이 챙기고 보는 게 상책이다.'라는 식으로 작동하도록 설정한다. 그런데 막상 태어나 풍족한 환경에 노출되면 엇박자가 난다. 임산부가 먹은 음식이 정보가 되어 태아 유전자의 상태를 초기에 설정하고 이 패턴이 손녀에게까지 이어진다는 설명이다.

어떤 환자는 형제자매들은 모두 건강한데 유독 혼자만 심장병에 걸리고 우울증에 빠지고 유방암에 걸렸다. 한 부모에게서 태어났고, 같은 집, 같은 환경에서 성장했으며 식생활도 비슷했는데 왜 자기만 아픈지 알 수 없었다. 로즈붐 박사의 연구가 설명을 제공했다. 비슷한 환경 조건에서 자라더라도 임신되었을 시기의 어려운 상황이 큰 차이를 가져올 수 있다는 이론은 만족스럽지는 못하나 답답함은 덜어 준다. 최소한 이유라도 설명을 해 주기 때문이다.

태내에서 아기가 선택하는 모든 적응은 생존을 목적으로 이루어진다. 외부 환경이 만만치 않다고 예상하면 신진대사를 매우 효율적으로 조정하고 스트레스에도 민감해진다. 타인을 배려하기보다는 자신이 살아남는 것을 일차적 목표로 삼는다. 기아가 만연했을 때 태어난 사람은 반사회적 성격 장애에도 잘 걸린다. 이는 자신을 돌보려는 행동의 극단적 형태다.

모두가 열악한 환경에서는 장점으로 작용하는 특성이다. 자신을 잘 돌보며, 스트레스에 보다 민감하게 반응하기 때문에 자원이 부족할 때 음식을 가장 먼저 차지할 수도 있다. 물론 대가가 따른다.

이런 사람들은 심장 질환 외에 당뇨병의 위험도 높다. 당 대사를 매우 효율적으로 하기 때문에 당분이 부족한 환경에서는 유리하다. 하지만 요즘은 당분이 차고 넘친다. 신장의 기능이 떨어져 신장 질환에도 안심할 수 없다.

아기는 태내의 환경에 필사적으로 적응했지만 바깥세상에는 잘못 적응했다. 여름에 옷을 잔뜩 껴입고 나가거나, 겨울에 옷을 홀딱 벗고 쏘다니는 듯한 어처구니없는 일이 벌어졌다. 로즈붐 박사는 후성 유전학적인 통찰을 신중하게 받아들여 질병의 예방과 치료에 대한 현대인의 편견을 바로잡아야 한다고 지적한다.

"당신이 먹는 게 당신을 만든다고 합니다. 저는 당신의 어머니가 먹은 음식이 당신을 만든다. 혹은 당신의 할머니가 드신 음식이 당신을 만든다고 말하고 싶어요. 건강한 삶은 출생이 아니라 수정이 될 때부터 시작합니다. 이때부터 조심해야 합니다. 부모로서 진정으로 잘 먹고 잘 사는 것, 그게 바로 후대를 위해 당신이 할 수 있는 최고의 선물입니다."

로즈붐 박사는 임신기 특히 임신 초기 3개월의 영양을 최적화함으로써 다음 세대의 만성적 질환을 예방할 수 있다고 주장한다. 네덜란드 당국은 이미 심혈관계 질환 예방 전략의 대상을 50대 이후의 남녀에서 임신 전 여성으로 확대했다. 임신 중 영양 섭취가 후대의 건강에 얼마나 중요한지 적극적으로 알리고 삼대를 생각하는 식생활 실천을 촉구하기 위한 선택이다. 로즈붐 박사는 결국 어머니들에게 생명의 선택이 달려 있다고 강조했다.

"많은 질병 예방 프로그램이 이미 질병이 진행되고 있는 40, 50대를 대상으로 합니다. 하지만 임신 전인 사람들을 교육하면 더 큰 효과를 기대할 수 있습니다.

태내에서 영양이 부족했던 사람은 나중에 기름진 음식을 찾습니다. 반면에 충분한 영양을 섭취하도록 하면 아기도 태어나서 건강한 식습관을 가집니다. 이는 심혈관계 질환뿐만 아니라 우울증, 유방암, 비만, 당뇨 등을 예방하는 첫걸음입니다. 가족의 건강을 대대로 지키고 싶으세요? 바로 어머니들부터 시작해야 합니다."

할아버지가 사춘기에 과식을 했다면?

그렇다면 할아버지는 죄가 없을까? 남성들은 생활을 잘해 온 것일까? 후성 유전체가 여성에게만 특이하게 있는 분자가 아니라면 남성들에게도 후성 유전체가 작용하는 경로가 있을 것이다.

스웨덴 카롤린스카 영양 연구소의 올로프 비그렌 박사가 그 경로를 밝혀냈다. 스웨덴 북부의 오지 마을 외버칼릭스는 접근이 힘들고 동떨어져 있어 '역사에서 사라진 마을'로 불리었다. 그러나 이제 외버칼릭스는 과학계가 가장 주목하는 장소다. 후성 유전학이 주도하는 과학 혁명에 불을 붙일 수 있는 증거가 나왔기 때문이다. 폭식을 일삼던 조상 덕택이다.

생물 영양학자인 비그렌 박사는 외버칼릭스 주민들 중 100년이나 떨어진 삶을 살았던 할아버지, 아버지, 손자들의 질병과 건강 사이에 놀라운 관계가 있음을 발견했다. 비그렌 박사도 유전이 DNA를 통해서만 이루어진다는 시각에 반대한다.

"이 지역은 스웨덴의 다른 지역에 비해 비교적 늦은 시기인 1300년대에 사람이 살기 시작했습니다. 최초의 정착민들은 아마 다 합쳐 스무 명 정도, 한 마을에 한 사람 정도였을 겁니다. 내륙 지역이고 매우 고립되어 있었죠. 언어적으로도 고립되었고, 이민족에 배타적이었습니다. 그들은 족내혼을 했습니다. 유전적으로 매우 동질적인 인구 집단이 형성된 거죠. 그래서 후성 유전학적 차이를 감지하기가 쉬웠습니다."

비그렌 박사의 무기는 이 외딴 곳에서 살았던 사람들을 꼼꼼하게 기록한 가계도이다. 외버칼릭스의 행정을 주관하던 교회는 특이하게도 100년이 넘는 시기에 걸쳐 작성된 출생 신고서와 사망 신고서를 고스란히 보관했다. 또 농작물의 작황과 추수량에 대해서도 자세히 기록했다. 세금을 빠짐없이 걷어 가기 위한 왕의 명령 때문이었는데 후성 유전학자인 비그렌 박사에게는 귀한 자료가 되었다.

외버칼릭스는 북극에 가까운 고립된 마을로 식량을 온전히 마을 안에서만 자급자족해야 했다. 농사는 늘 그저 그래서 근근이 끼니를 잇다가 걸핏하면 기근을 겪을 수밖에 없었다. 19세기에는 상황이 더 심했다. 외부로부터 도움을 얻을 수도 없었기에 흉년이 들면 주민들은 쫄쫄 굶으며 배고픈 겨울을 견뎌야 했다.

그런데 몇 년간 갑자기 풍작이 계속된 특별한 시기가 있었다. 풍작이 들면 많이 먹을 수 있을 뿐 아니라 남은 작물을 바깥에 팔아 생활에 약간의 여유를 부릴 수도 있었겠지만 외버칼릭스 주민들에게는 이런 작은 기쁨도 남의 이야기였다. 이번에도 환경이 도와주지 않았다. 한 마을에 풍작이 들면 다른 마을에도 풍작이 들었기 때문이다. 남은 음식을 팔려고 해도 사는 사람이 없었고 다른 지방으로 가려고 해도 길이 막혔다. 주변이 한파로 꽁꽁 얼어붙어 길이란 길은 다 막혀 버렸기 때문이다. 남은 선택은 하나였다. 백야의 긴 밤을 폭식과 폭음으로 지새웠다.

비그렌 박사가 발견한 연결 고리는 바로 할아버지의 과식이 후대에 미친 영향이었다. 흥미롭게도 특정한 시기의 과식이 특히 문제였다. 자료를 분석한 결과 할아버지가 십 대를 전후한 성장기에 불균형한 식생활을 하면 자신의 건강만을 해치는 것이 아니라, 그 후손들에게도 영향을 줄 수 있다는 사실이 밝혀졌다. 열 살을 전후한 시기에 할아버지가 과식을 한 집안의 손자들은 심혈관계 질환과 당뇨병을 심하게 앓았고 사망률도 높았던 것이다.

비그렌 박사는 이 연구를 통해 조상의 생활이 후손들에게 미치는 영향이 커지는 특정한 시기가 있다는 새로운 개념을 제시했다. 이른바 **'민감기 효과** (Time Window Effect, 환경적인 영향이 극대화하는 시기)'다. 후성 유전체가 환경의 영향에 예민하게 반응하는 특정한 시기가 있다는 주장이다.

"조부와 조모가 잉태된 순간부터 나이가 스무 살이 될 때까지 매년 섭취한 음식에 대한 자료를 검토하자 규칙성이 서서히 드러났지요. 우리는 특정한 성장기에 세대 간 유전에 영향을 주는 자극이 가장 큰 힘을 발휘한다는 점을 발견했습니다. 후성 유전적 반응에 불을 지를 수 있는 시기죠. 말하자면 발달 기간 중 가장 '민감한 시기'라고 할 수 있습니다."

비그렌 박사는 기근이나 과식이 이런 효과를 낼 수 있는 시기는 조모와 조부의 경우가 서로 다르다고 덧붙였다. 할머니는 배 속에 있을 때이며 할아버지는 사춘기 직전이다. 민감기는 난자와 정자의 형성과 밀접한 관련이 있다.

"성장 정체기(Slow Growth Period, 만 9세~12세) 시기에 정원세포가 정자로 성숙합니다. 정원세포는 5세부터 발달을 시작하여 사춘기에 성숙한 정자를 만들게 됩니다. 정소가 성숙해 가는 시기의 식생활이 정자를 만들 유전자에 영향을 미치고, 그 정자로 만들어질 아들, 나아가 손자에까지 대물림하는 겁니다."

유전에 영향을 주는 환경 정보는 난자와 정자가 형성될 때 배어들듯이 각인된다. 비그렌 박사의 연구로 환경이 유전에 영향을 주는 방식이 윤곽을 드러냈다. 세대 간 후성 유전에 대한 명확하고 일관성 있는 규칙이 발견된 것이다. 자료는 조상이 무얼 먹었느냐에 따라 후손의 수명이 영향을 받는다는 점을 분명히 말해 주었다. 비그렌 박사의 발견으로 환경의 영향으로 형성되거나 혹은 획득된 형질이 유전된다는 주장은 더 설득력이 높아졌다. 기근과 폭식의 영향은 난자와 정자 속의 후성 유전체에 의해 전달되고 유전자가 가진 기억의 형태로 몇 세대 뒤 후손들에게까지 전달되는 것이다.

"유전자는 두 가지 상충하는 경향을 보입니다. 유전적 기제의 어떤 측면은 환경에 매우 민감하고, 어떤 측면은 안정성을 유지하고자 합니다. 후성 유전적 기제는 환경에 민감한 측면을 담당하며 임시적이라고 볼 수 있습니다. 한 세대 내에 적응을 이룬다는 점에서 매우 빠른 적응입니다. 결국 유전자의 발현 패턴에까지 영향을 미치므로 유전자도 환경의 영향으로부터 벗어나지 못합니다. 유전자와 환경은 서로 얽혀 있습니다."

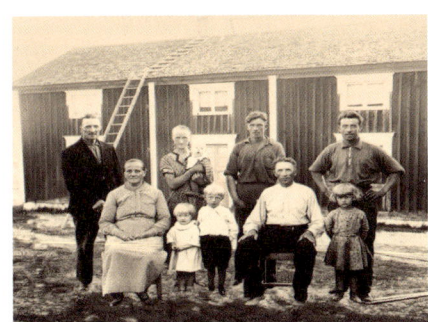
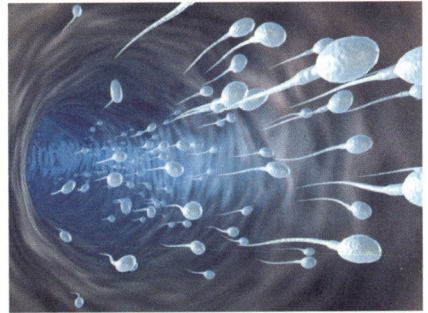
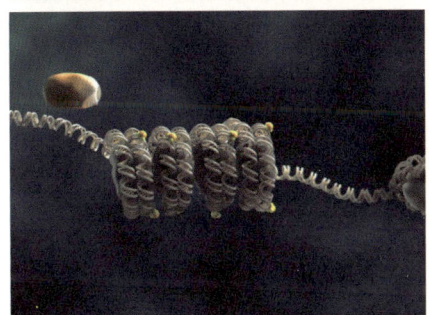
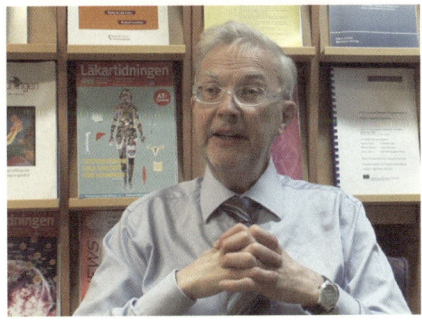

▲ 외버칼릭스 마을의 사례를 통해 유전의 비밀을 밝힌 비그렌 박사

외버칼릭스의 경우에서도 DNA 자체가 변하지는 않았다. 이른바 유전자 속의 유령이 암약했다. DNA가 아닌 신비한 분자가 세대에 걸쳐 유전을 조절하고 있었던 것이다. 정체를 선명하게 드러내지 않지만 결정적 역할을 하는 유령 분자의 실체는 무엇일까? 유전자의 어디에 존재하며 어떻게 생겼을까? 그 아슬아슬한 무대 위에서 어떤 오묘한 술수를 부릴까?

!Tip

왜 바이스만은 쥐 꼬리를 잘랐을까?

19세기 후반 독일의 생물학자 오거스트 바이스만은 실험실에 틀어박혀 쥐 꼬리를 자르고 있었다. 그는 화려한 언변으로 진화론에 대한 턱없는 주장을 멈추지 않던 라마르크 파를 일벌백계하려는 사명감으로 불타올랐다.

바이스만은 수백 마리의 쥐 꼬리를 잘라 냈다. 그다음 꼬리 잘린 쥐들이 새끼를 낳게 하고 또 그 새끼의 꼬리를 잘랐다. 바이스만은 여러 세대에 걸쳐 쥐의 꼬리를 잘라 생식시키면서 다음 세대의 쥐가 꼬리가 잘린 채로 태어나는지 알고 싶었다.

찰스 다윈보다 50년 전 라마르크는 '부드러운 유전(soft inheritance)'을 주창했다. 라마르크의 진화론은 흔히 '용불용설'과 '획득 형질의 유전'으로 알려졌다. 대표적인 예가 기린의 목이다.

기린의 조상들이 높은 곳에 달린 나뭇잎을 따려고 목을 길게 늘이다 보니 어느새 늘어나 유전까지 됐다는 주장이다. 웅덩이에 목을 축이러 온 기린 목을(이때는 기린 목이 짧았다.) 성질 나쁜 악어가 물고 놓아 주지를 않아 젖 먹던 힘을 다해 머리를 빼내려다 길어졌다는 설도 있다. 전자는 라마르크 파 진화 생물학자의 설명이고 후자는 아프리카 원주민의 민담이다. 공통점이 있다면 살아가면서 얻게 된 특징이 종의 특성으로 굳어졌다는 해석이다. 살짝 실없어 보이기도 하지만 상식적으로도 보이는 이 추측에 라마르크는 '부드러운 유전 물질(soft inheritance matter)'을 가정해 과학의 향기가 가미된 가설로 발전시켰다.

반면, 다윈 파는 '단단한 유전(hard inheritance)'을 주장했다. 그들은 오랜 기간 축적된 변이의 선택과 대물림이 진화의 주요 방법이라는 입장을 지지했다. 설명은 이렇다. 어쩌다 유선사 돌연변이로 친구들보다 목이 살짝 긴 기린이 우연히 태어났다. 평소에는 놀림을 받았지만, 큰 가뭄이 들자 진가가 드러났다. 이 목 긴 짐승은 높이 달린 나뭇잎을 날름날름 따 먹고 살아남는다. 점차 경쟁자들을 따돌리고 번식을 잘하게 되고 이런 일이 반복된다. 종국에는 길고 굵은 목을 가진 기린이 등장한다. 비슷하지만 다른 이야기다. 단단한 유전에서는 '부드러운 유전 물질' 같은 개념은 존재하지 않는다. 다만 변이와 선택이 있을 뿐이다.

　당연히 바이스만의 '꼬리 잘린 쥐'는 '꼬리 달린 쥐'를 낳았다. 라마르크 파는 완패했다. 현재까지는 그랬다. 하지만 이제는 다르다. 최근 라마르크의 가설도 일부 옳았다는 증거가 쏟아졌기 때문이다. 이 증거들은 대부분 먹을거리와 관련된 분야의 연구에서 나왔다. 바이스만이 '꼬리'에 대한 지나친 집착에서 벗어나 '먹을거리'에 관심을 집중했다면 인류를 위한 거대한 발견을 훨씬 앞당겼을지도 모른다.

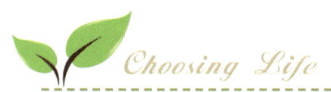

유전자 스위치를
끄고 켜다

02

유전자 스위치, 쌍둥이도 다르다

유전자 스위치를 이용해 유전자를 마음대로 조절할 수 있다니 정말 멋진 일이다. 형광등을 끄고 켜듯 스위치를 올렸다 내렸다 해서, 나쁜 세균도 박테리아도 물리치고 암세포도 단숨에 없애 버릴 수도 있지 않을까? 하지만 생물학적 현실은 그리 단순하지 않다. 유전자 스위치의 종류나 규모, 구조와 기능은 상상할 수 없을 만큼 다양하고 복잡하다. 공장에서 하루 이틀 뚝딱 만들어 유전자에 매단 부속품이 아니라 대자연 속에서 수백만 년 동안 시행착오를 거치며 진화한 생명의 분자이기 때문이다.

유전자 스위치, 즉 후성 유전체의 비밀을 파악하는 데에는 특별한 사람들이 도움을 준다. 바로 쌍둥이들이다. 특히 일란성 쌍둥이는 유전자가 완전히 동일하기 때문에 만약 이 두 사람 사이에 건강상의 차이가 난다면 후성 유전학적인 영향 때문일 가능성이 크다.

일본 도쿄에서 디자인 회사를 운영하는 토시하루 씨도 그런 사람이다. 토시하루 씨는 늘 도시락을 챙겨 온다. 매일 잡곡밥을 준비하고 영양이 가득한 반찬도 빠뜨리지 않는다. 그런데 식사하는 모습이 무척 힘겨워 보인다. 얼마 안 되는 양의 도시락이지만 한 번에 다 비우지 못한다. 몇 술 겨우 뜨더니 숟가락을 놓는다. 채 반도 먹질 못했다. 이런 식으로 세 번에 걸쳐 나눠 먹어야 한다. 약해진 위장 때문이다. 토시하루 씨는 8년 전 예순두 살에 발병한 위암으로 위를 일부 절제해 냈다.

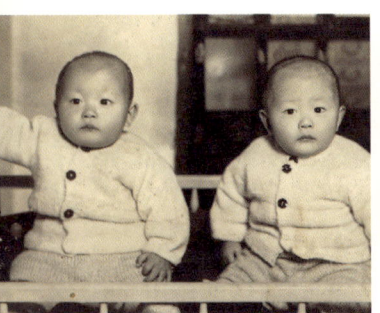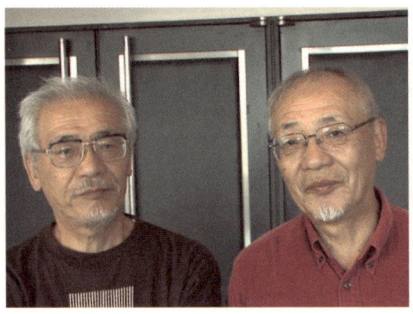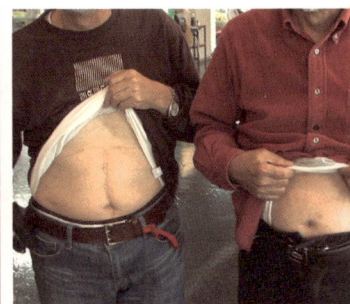

▲ 똑같은 유전자를 가졌지만 위암으로 위를 절제해 낸 동생과 건강한 형

토씨하루 씨에겐 불과 3분 차이로 세상에 먼저 나온 일란성 쌍둥이 형이 있다. 두 사람의 유전자는 비슷한 정도가 아니라 완벽하게 똑같다. 어릴 땐 구분하기 어려울 만큼 똑같이 생겼다고 한다. 그러나 칠십 년의 세월이 흐르는 동안 두 사람의 건강 상태는 180도 달라졌다. 형은 병과는 거리가 멀다. 동생은 암으로 위를 절제해 낼 정도였지만 형은 누구보다 건강하다.

미국 버지니아 주의 조세핀 테사로 할머니는 아흔둘의 나이에도 허리가 꼿

꼿하고 치아도 튼튼하다. 아직도 선물 가게에서 아르바이트를 하고 직접 차를 몰고 친구들을 만나러 가 재미난 하루를 보낸다. 테사로 할머니도 동생인 일란성 쌍둥이 자매가 있다. 하지만 이 두 사람도 더 이상 일란성 쌍둥이라고 보기 힘들다. 동생은 요실금이 있고 관절 수술을 했다. 시력이 계속 나빠지는데다 치매까지 왔다. 수명에 대한 연구를 해 온 전문가들조차도 이런 사례를 듣고는 매우 놀란다.

왜 동일한 유전자를 가지고 태어나 한 가정에서 자라고 같은 지역에서 쭉 살아온 쌍둥이가 이렇게 다른 모습으로 늙어 가는가? 왜 완벽하게 똑같은 유전자를 가지고 살아온 두 사람이 건강에 있어서는 완전히 다른 길을 가는가? 왜 한 사람은 건강하고 활동적인데 반해 다른 한 사람은 각종 질병이나 정신 기능의 손상으로 고통을 받는가?

나이가 들면서 발생하는 이런 차이를 만들어 내는 요인은 무엇일까? 유전자의 기능이나 이런저런 특징을 가진 유전자를 밝혀냈다는 이야기는 매일 같이 신문과 방송을 통해 알려진다. 하지만 <u>테사로 자매 같은 많은 사례들은 유전자가 운명을 결정한다는 일반적인 통념을 뒤집는다. 같은 유전자를 가진 형제라고 해도 외모, 수명이나 건강이 크게 달라질 수 있음을 극명하게 보여 주기 때문이다.</u> 일반적으로 일란성 쌍둥이들의 수명은 10년 정도 차이가 난다고 한다. 같은 유전자를 가지고서도 수명이 다르고 건강 상태가 다르고 외모에 차이가 생기는 것. 이 모든 것이 유전자 스위치, 후성 유전체의 은밀한 작업 때문일까?

스페인 바르셀로나 대학 병원의 유전학자인 에스텔로 마넬 박사는 일란성 쌍둥이 사이에서 왜 이런 차이가 나는지 최첨단 유전학적 기법을 사용해 조사했다. 일란성 쌍둥이 마흔 쌍을 모집해 세월의 흐름에 따른 유전자의 변화 상태를 분석했다. 쌍둥이 형제의 유아기 유전자와 장년기에 이르렀을 때의 유전자를 서로 비교했다. 역시 유전자는 변하지 않았다. 대신 유전자에 달라

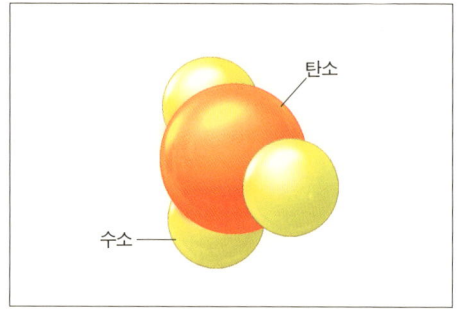

▲ 메틸기의 모습

붙어 유전자의 활동을 조절하는 특별한 분자를 발견했다. 이 분자가 유전자에 달라붙은 양상이 서로 달랐다. 건강 상태의 차이가 클수록 이 분자가 유전자에 달라붙은 양상의 차이도 더 컸다. 분자의 정체는 바로 **메틸기**(methyl group, CH_3)라는 생화학 물질이었다.

"쌍둥이들 사이에서 발견되는 차이는 유전자에 메틸기라는 분자가 달라붙는 정도가 다르기 때문입니다. 메틸기는 유전자를 꺼 버립니다. 활발하게 활동하던 유전자 즉 활성 유전자는 메틸기가 달라붙으면 마치 스위치가 꺼져 버린듯 활동을 멈춥니다. 활동을 멈춘 유전자는 없는 거나 마찬가지입니다.

?

메틸기 DNA 같은 유전 정보 물질에 달라붙어 유전자의 작동 여부에 관여하는 생화학 물질이다. 메틸기가 유전자의 특정 염기 서열에 달라붙느냐 아니냐에 따라 그 유전자의 작동 여부가 결정된다. 유전 정보가 100퍼센트 일치하는 일란성 쌍둥이도 다른 환경에 살면서 서로 다른 유전 형질을 나타내게 되는데 이러한 차이가 생기는 원인이 DNA에 달라붙는 메틸기의 영향임이 밝혀졌다.

활동을 멈춘 유전자는 더 이상 단백질을 만들지 않습니다. 그러니까 유전자가 똑같은 사람들이라 하더라도 세포가 단백질을 만들고, 작동하는 양상이 차이가 나기 시작합니다. 결국 건강 상태도 서로 달라집니다.

메틸기가 유전자를 없애거나 살리는 거죠. 메틸기는 환경의 영향을 받습니다. 나이가 들었다면 환경의 영향을 받는 시간도 길어졌다는 의미죠. 따라서 쌍둥이들 사이에서도 세포 내 활성 유전자와 단백질의 양과 종류가 다른 건 당연합니다."

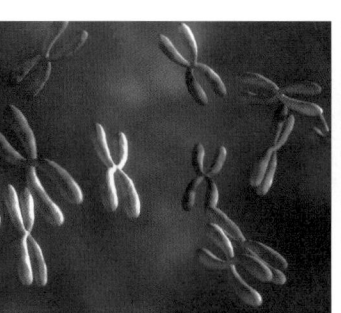
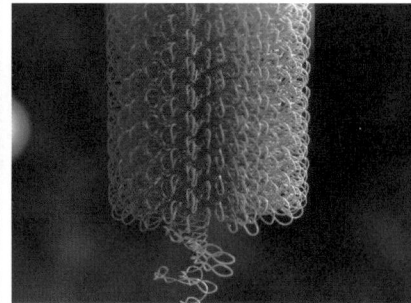
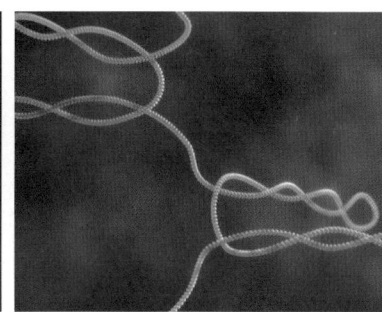

▲ 유전자를 보관하는 창고와 같은 염색체

눈에 보이지도 않는 생화학 물질, 메틸기는 어떻게 유전자를 끄고 켜는가? 이것을 이해하기 위해서는 염색체와 유전자의 관계부터 살펴야 한다. 염색체는 한마디로 유전자 창고. DNA의 규모는 거대해서 세포 하나에 있는 DNA를 길게 이으면 2~3미터가 되고 인체 내 모든 세포의 유전자를 연결하면 달과 지구 사이를 무려 5,000번 왕복할 수 있다. 이 엄청난 길이의 화학적 정보 물질을 비좁은 세포 안에 어떻게 넣을까?

답은 '감아서 보관한다'이다. 유전자는 이중 나선구조로 된 일종의 끈 혹은 실이기 때문에 감을 수 있다. 실이 혼란스럽게 엉키지 않도록 실패를 사용하면 쉽게 실을 감았다 풀었다 할 수 있다. 그렇다면 이러한 실패는 어디에 있을까? 당연히 세포 안에 있다. 염색체를 자세히 들여다보면 실패 역할을 하는 둥그런 **히스톤** 단백질이 유전자를 감는다. 놀랍도록 길고 복잡한 유전자를 최소한의 공간에 저장하기 위해 자연이 고안해 낸 기막힌 방법이다. 유전자가 필요하면 실패에서 풀어서 쓰다가 끝나면 다시 감아서 보관하기엔 그만이다.

● **히스톤** 염색질을 구성하는 중심 단백질로서 핵 내 DNA와 결합하고 있다. DNA의 응축을 돕고 염색체의 구조를 유지하며 유전자 발현 조절에 중요한 역할을 한다.

유전자가 감겨 있으면 유전자 코드를 읽고 단백질을 만들어 내는 전사인자가 작업을 할 수 없다. 유전자 코드에 접근할 수가 없기 때문이다. 이렇게 전사인자가 유전자 코드에 접근하는 경로를 차단하거나 열어 주는 역할을 하는 후성 유전체가 바로 메틸기이다. 메틸기는 특정한 환경 조건에서 유전자를 끄거나 켜는 후성 유전체다.

마넬 박사는 히스톤 단백질에 단단히 감겨 있는 유전자를 풀어내는 역할을 하는 또 다른 후성 유전체도 발견했다. '아세틸기'라는 분자다. 아세틸 분자는 히스톤 단백질에 달라붙어 유전자를 풀어주라는 신호를 전달한다. 마치 '풀려라'라는 주문이 걸리듯 유전자가 히스톤 단백질에서 슬슬 풀려서 느슨해진다. 그러면 전사인자가 유전자에 접근할 수 있는 공간이 생긴다. 전사인자는 유전자에 접촉해 코드를 읽어 내고 단백질을 만든다. 단백질은 인체의 기본적인 재료다. 단백질이 호르몬이 되고 뼈가 되고 살이 되어 인체를 완성하기 때문이다. 아세틸기는 유전자를 켜는 후성 유전체다.

특히 메틸 분자가 유전자를 끄거나 켜는 작용을 하는 후성 유전학적 신호 전달의 방식을 DNA 메틸화(methylation)라고 부른다. 메틸화는 수소 원자 세 개가 탄소 원자 하나에 붙어 있는 메틸 분자 그룹이 DNA 염기 서열의 특정 부분에 달라붙는 현상을 지칭한다. 메틸화가 유전자를 끄는 역할을 할 때는 전사를 담당하는 화학적 로봇 같은 세포 내 일꾼들, 즉 전사인자가 유전자 코드를 읽어 낼 수 없게 방해한다. 메틸 분자가 유전자 코드를 읽어 내기 위해 다가와 일을 하려는 분자 로봇을 계속 밀쳐 내기 때문이다.

유전자가 이중 나선이 풀려서 만들어진 기찻길이라고 상상해 보자. 전사인자는 기차다. 전사인자는 기차가 선로 위를 달리듯이 훑고 지나가면서 가로로 놓여진 침목들에 새겨진 글자를 읽어야 한다. 그런데 메틸화가 되면 선로가 성질이 변해 기차를 공중으로 밀어내 버린다. 달리기는커녕 아예 선로 위에 기차가 올라서지도 못하는 상황이 벌어진다. 침목에 새겨진 글자를 읽어 내는 일은 더욱더 요원하다. 유전자는 이제 있어도 없는 존재다. 꺼졌기 때문이다.

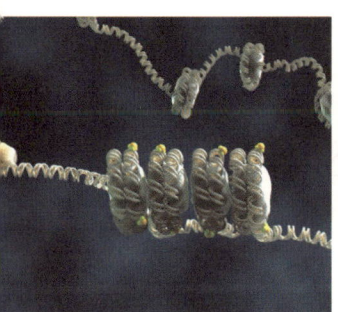 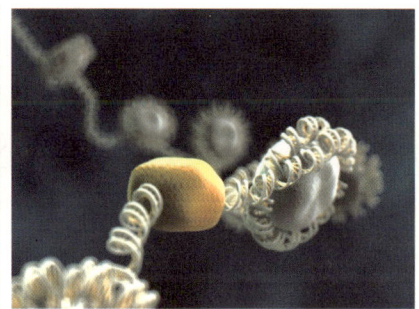 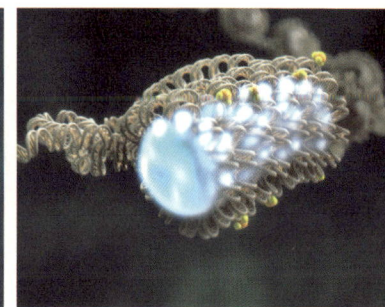

▲ 유전자를 감고 있는 히스톤 단백질

히스톤 단백질은 DNA 이중 나선을 감아서 염색체 안에 저장한다. DNA가 실이라면 히스톤 단백질은 실패이다. 히스톤 단백질이 DNA를 팽팽하게 감은 상태에서는 유전자를 활성화하는 전사인자가 안쪽으로 접근해 활동할 수 없다.

후성 유전체인 메틸기나 아세틸기는 히스톤 단백질에 달라붙어 히스톤 단백질이 DNA를 감은 상태를 느슨하게 혹은 단단하게 만든다. 전사인자는 히스톤 단백질이 DNA를 감은 상태가 느슨할 때 접근해 유전자를 활성화한다. 이런 방식으로 후성 유전체는 세포에 들어 있는 전체 유전자가 똑같아도 환경에 대응하기에 적절한 일부 유전자만 활동하게 만든다.

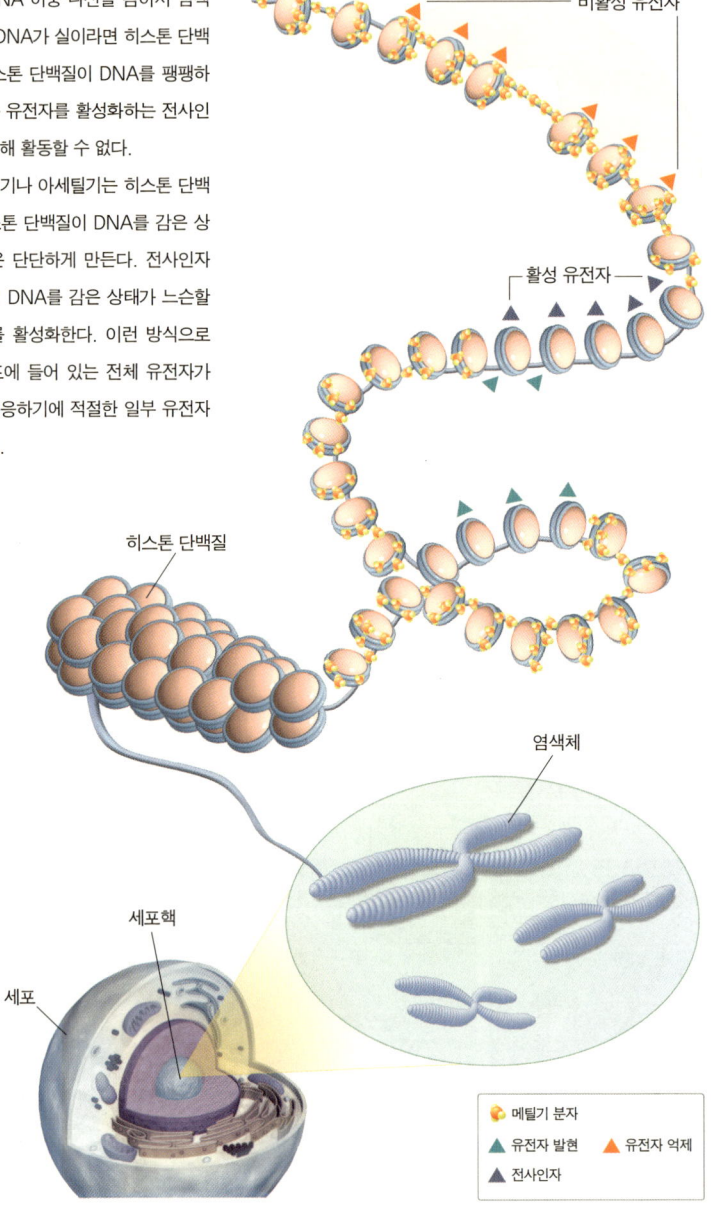

48 당신이 먹는 게 삼대를 간다

마넬 박사는 메틸기의 역할을 강조한다. 유전자를 조절하는 강력한 스위치의 역할을 하는 메틸기가 바로 우리가 늘 먹는 음식에서 유래하기 때문이다. 메틸기는 인체가 영양 성분인 엽산으로부터 만들어 내는 분자이다. 엽산은 채소에서 온다. 그러니 우리가 먹는 음식이 바로 유전자의 스위치가 되는 것이다. 우리가 먹는 음식과 생활 방식에 따라 메틸기의 양이 달라지고, 이로 인해 유전자의 작동 방식도 달라진다. 쌍둥이라고 해도 먹는 음식이 달라지므로 메틸기의 양도 다르니 유전자 작동 방식도 차이가 난다. 마찬가지로 건강 상태도 긴 세월이 흐르면 자연히 달라질 수밖에 없다. 유전자가 서로 다르게 켜지고 꺼지면서 사람의 운명을 바꾼다.

"예를 들어 한국 사람이 미국에 가면 직장암과 같은 서구형 암 발병률이 높아집니다. 후성 유전적 영향 때문입니다. 식단이 바뀌었으니까요. 물론 유전자 자체가 변하지는 않습니다. 메틸기 같은 후성 유전체가 바뀐 거죠.

자, 쌍둥이가 한 명은 작은 농촌 마을에 살고, 다른 한 명은 대도시에 산다고 가정을 합시다. 한 명은 결혼했고 다른 이는 안했습니다. 한 쪽은 시골 식단을 유지하고 다른 쪽은 대도시의 패스트푸드를 탐합니다.

메틸화 정도가 서로 달라집니다. 삶이 변하면 세포 깊숙한 곳의 화학적 표지(marker)도 바뀌는 거죠. 변한 표지는 유전자의 활성화와 단백질 생산 활동에 결정적인 영향을 줍니다. 시간이 지날수록 이 차이는 점점 더 커집니다. 결국 한쪽은 건강하지만 다른 쪽은 암에 걸립니다."

이런 관점에서 보면, 우리는 매일 밥을 먹으면서 유전자에게 어떻게 행동해야 하는지를 알려 주는 셈이다. 좋은 음식을 먹으면 유전자도 착하게 굴고 나쁜 음식을 먹으면 유전자 역시 못되게 행동할 것이다. 유전자는 외부에서

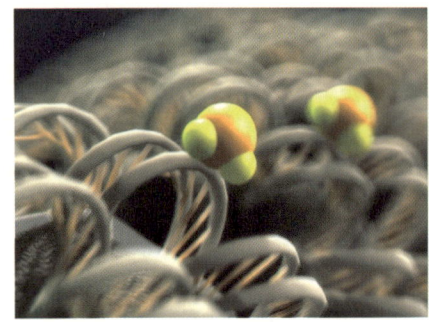 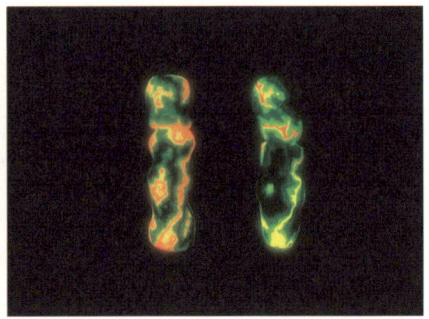

▲ 메틸기의 작용으로 유전자의 메틸화 패턴이 달라진 모습

오는 생화학적 신호에 민감하고 충실하게 반응한다. 그저 시키는 대로 할 뿐이다. 모든 것이 우리가 먹는 대로 이루어지는 것이다.

쥐의 운명을 갈라놓은 먹이

미국 듀크 대학의 방사선 종양학자인 랜디 저틀 박사는 이런 이론을 확증하는 실험을 수행했다. 저틀 박사는 노란색 털에 몸집이 크고 살이 늘어진 큰 쥐와 갈색 털에 몸집이 날렵하고 작은 쥐를 세상에서 무엇보다 소중하게 여긴다. 놀랍게도 두 쥐는 일란성 쌍둥이다. 나이도 성별도 같고 유전자까지 동일한 쥐가 왜 털색이 다를까?

분명 털 색깔도 다르고, 크기도 다르다. 게다가 저틀 박사는 이러한 쌍둥이를 얼마든지 만들어 낼 수 있다. 이 종의 쥐들이 가진 '아구티 유전자(agouti gene)'라는 독특한 유전자를 조절하는 것이다.

"아구티 유전자가 털색을 결정합니다. 쌍둥이 쥐라도 이 유전자의 작동 여부에 따라 털색이 변합니다. 아구티 유전자에 메틸기가 달라붙으면 스위치를 내릴 수 있고, 메틸기가 떨어지면 스위치를 켤 수 있습니다.

세포에 공급되는 메틸기의 양을 조절해 유전자를 후성 유전적으로 조절하는 것이죠. 노란 털을 만드는 유전자가 꺼지면 갈색 털을 만드는 유전자가 활성화합니다."

이 쥐들은 **아구티 쥐**라 불린다. 아구티 종의 쥐는 자손도 모두 부모와 동일한 유전자를 가진다. 털을 노랗게 만드는 아구티 유전자뿐만 아니라 먹이를 과도하게 섭취해 살이 찌고 수명을 단축시키는 질병에 쉽게 걸리는 성향을 만드는 유전자도 공유한다.

● 쥐목 아구티과의 설치류로 **아구티** (Agouti)라는 이름은 털색에 영향을 주는 아구티 유전자에서 유래하였다. 털은 노란색과 갈색, 중간색이 있으며 노란 쥐는 갈색 쥐보다 비만이나 당뇨와 암에 걸릴 확률이 높다.

아구티 쥐는 뇌 안의 감각 센터에 부적절하게 작용해 포만감을 차단하는

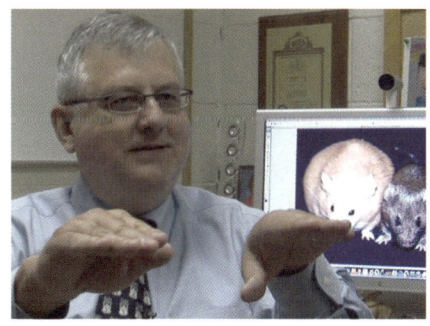
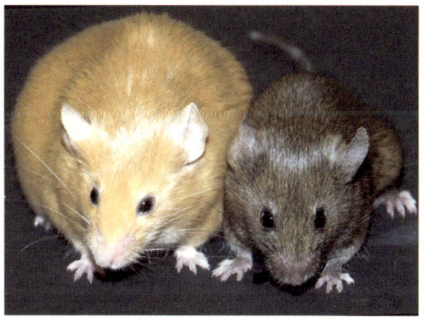

▲ 랜디 저틀 교수와 아구티 쥐

유전자를 가지고 있다. 노란 쥐는 이 유전자가 부적절하게 작용해 배가 부르다는 사실을 알지 못하고 폭식을 계속하다가 결국엔 비만, 당뇨, 암에 걸린다. 그런데 새끼 쥐가 부모 쥐와 달리 갈색 털을 가졌을 뿐만 아니라 날씬하게 태어났다는 점이 중요하다. 날씬한 새끼 쥐는 부모와는 달리 당뇨와 암에도 취약하지 않았으며 오래 살았다. 털색을 결정하는 아구티 유전자뿐만 아니라 암이나 당뇨, 비만 등에 작용하는 유전자들도 메틸화의 영향을 받았음을 추론할 수 있는 대목이다.

저틀 박사는 아구티 유전자의 서열을 전혀 바꾸지 않고 이런 변화를 이끌어 냈다. 단지 어미의 먹이를 바꿨을 뿐이다. 저틀 박사는 유전자 스위치 역할을 하는 화학 분자인 메틸기가 풍부하게 들어 있는 음식을 어미 쥐가 임신하기 직전부터 먹였다. 이 분자들은 양파나 마늘, 임산부들이 흔히 먹는 비타민제 등에도 들어 있다.

어미 쥐들이 섭취한 메틸기는 배아(embryo)의 염색체로 들어가 아구티 유전자에 붙었다. 어미들은 아구티 유전자를 새끼에게 그대로 전해 줬지만 중요한 차이가 있었다. 메틸기가 풍부한 식단의 덕택으로 아구티 유전자의 작용을 차단하는 화학적 스위치를 붙여서 넘겼던 것이다.

"어미 쥐가 엽산이 결핍된 식단을 섭취했을 때는 노란 털을 가진 새끼를 낳았습니다. 반면 어미에게 메틸기를 충분히 공급해 주는 엽산 보충제가 함유된 식단을 먹게 했을 때는 갈색 털을 가진 새끼가 나왔습니다. 유전자는 완전히 동일하지만 말입니다."

단지 임신한 어미 쥐에게 영양적으로 아주 미묘한 차이를 만들었을 뿐인데 극적인 효과를 발휘한 것이다. 먹는 게 달라지자 운명도 확 바뀌었다. 이 실험은 후성 유전적 요인이 유전자 발현과 표현에 얼마나 중요한지 결정적으로 보여 준다.

최근까지 후성 유전학자들은 어떤 유전자를 끄고 켤 수 있는지 결정하는 분자에 대한 연구를 꾸준히 해 왔다. 과학자들은 후성 유전체가 인간을 포함한 생명체의 발달, 성장과 건강에 DNA만큼 중요하다는 점을 알게 되었다. 뿐만 아니라 저틀 박사의 실험은 환경, 특히 음식이 유전자에 미치는 영향을 확실하게 보여 주었다.

"메틸기는 궁극적으로 DNA에 붙어 유전자의 작동을 조절합니다. 그런데 모든 메틸기는 우리가 섭취하는 음식에서 옵니다. 이게 바로 식습관이 굉장히 중요한 이유입니다."

쥐도 환경으로부터 획득한 정보를 후성 유전적 경로를 통해 다음 세대로 전달한다. 심지어 그 영향은 4~5대 아래로까지 지속되었다. 이 실험은 후성 유전적 변화가 생식 세포에까지 침투해 미래의 자손으로 멀리 멀리 이어진다는 이론을 뒷받침한다. 우리는 우리가 생각하는 것보다 훨씬 더 후손의 건강과 행복에 직접적인 영향을 미치고 책임을 지고 있다.

유전자의 노예가 아니라 주인이 돼라

후성 유전학은 우리가 우리의 유전자에 대해 책임을 져야 한다는 점을 일깨운다. 이전에는 유전자가 모든 결과를 미리 결정짓는다고 생각했다. 일이 잘못되면 조상 탓을 할 수 있었다. 하지만 이제는 아니다. 나쁜 유전자를 물려받았어도 좋은 유전자로 바꿀 수 있는 희망을 보았기 때문이다. 반대로 좋은 유전자를 물려받았어도 나쁜 유전자로 전락하게 할 수도 있다.

우리는 유전자의 주인이다. 우리는 운명을 스스로 결정지을 수 있는 힘을 가졌다. 우리는 다양한 방식으로 유전자에 관여하고, 나아가 미래 세대의 건강에까지 영향을 미칠 수 있다. 조상들이 물려준 유전자의 능력을 활용해 건강과 행복한 삶을 누리는 권리와 함께 나쁜 유전자를 개선하고 향상시켜 완전무결한 유전체를 다음 세대에게 물려줘야 할 진화사적인 의무가 있다.

저틀 박사는 우리 손에 들어온 지식의 성배를 소중히 여김과 동시에 의지의 힘을 발휘해야 할 때라고 지적한다.

"사람들이 계속해서 좋은 식습관을 유지하고, 칼로리를 적게 섭취한다면 괜찮을 겁니다. 문제는 지금입니다. 현대에 들어와서 고작 두 세대 만에 환경이 급격하게 변했습니다. 우리는 넘쳐 나는 음식에 포위되어 너무 과도한 에너지를 섭취하며 삽니다.

문제는 '좋은 식습관을 유지하기가 힘들다'는 겁니다. 왜냐하면 우리는 진화에 의해 '그렇게 하기가 힘들도록' 프로그램되었기 때문입니다. 예를 들어, 단 음식에 탐닉하는 성향은 당분을 좋아하도록 만드는 유전자 때문입니다. 야생에서 당분은 희귀한 에너지원으로 눈에 띄는 대로 먹어 두는 게 상책이었으니까요. 본능적인 거죠. 본능을 이겨 내고 버티긴 매우 힘듭니다. 더군다나 거리마다 선정적인 음식들이 널려 있는 세상에서는 더욱 그렇습니다.

그러기에 의지가 더욱더 중요합니다. 아이러니컬하게도 이런 의지를 만든 힘도 진화죠. 결국 핵심은 선택의 문제입니다. 우리는 진화의 역사를 존중해야 합니다. 그렇지 않다면 우리는 매우 위험해질 수 있습니다."

후성 유전학은 이제까지 상상조차 할 수 없었던 방식으로 우리의 과거, 현재, 미래를 연결한다. 우리가 밝혀내야 할 비밀은 아직도 많다. 이제 겨우 빙산의 일각이 드러났을 뿐이다. 하지만 우리가 스스로에 대해 생각하는 인식의 틀을 바꿔야 한다는 점은 분명해졌다. 이른바 '패러다임의 전환'을 해야 할 시점이다.

기존의 유전학은 인간의 존재를 유전자가 자신을 증식시키기 위해 만든 복제 로봇 같은 이미지로 설명하기도 했다. 반면, 후성 유전학은 우리가 유전자의 수호신처럼 살아야 할 존재라는 느낌을 불러일으킨다. '의지'와 '책임감'을 가진 인간으로서 우리는 이제 더 이상 '마음껏 먹고 마시자, 담배도 피울래.'라는 식으로 행동할 수 없다. 누구나 '더 조심해야겠다. 하루 한 끼를 먹을 때라도 삼대가 함께 먹고 있다.' 라는 생각을 하게 한다. 자식을, 자식의 자식을 돌보려 하는 강력한 감정 또한 진화의 산물이자 선물이다. 우리는 매 순간 생명을 위한 선택을 해야 할 것이다. 그 선택으로 우리는 무엇을 기대할 수 있을까?

유전자가 중요할까, 후성 유전자가 중요할까?

연세대학교 언더우드 특훈 교수인 김영준 박사는 국내에서도 활발한 후성 유전학 분야를 이끄는 주요 연구자다. 세포 속 생명의 바다, 그 심연을 이해하기 위해서는 전통적인 DNA 이중 나선의 이미지와 함께 추가적인 요소에 대한 그림이 필요하다. 김영준 박사가 제안하는 비유를 통해 후성 유전학의 풍경을 좀 더 친근하게 그려 보자.

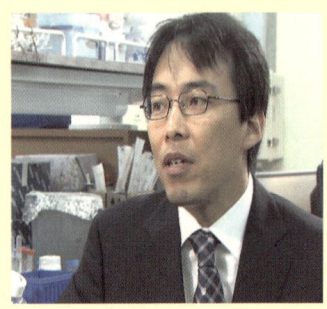

• 레고 블록과 설명서

"유전자는 레고 블록과 같습니다. 한 세트의 레고 블록에 이런저런 모양의 블록이 있듯이 유전자도 다양한 종류가 있습니다. 레고 블록을 조립해 복잡한 물체를 만들기 위해서는 설명서가 필요합니다. 유전자가 결합해 인체를 구성할 때도 마찬가지입니다. DNA 유전자는 레고 조각과 같고 이러한 조각을 어떻게 사용해서 세포를 만들지 알려 주는 설명서 같은 것이 후성 유전체라 할 수 있습니다."

• 같은 교향악단 다른 연주

"교향악단을 생각해 봅시다. 지휘자가 어떤 지휘를 하느냐에 따라 같은 교향악단이 같은 곡을 연주하더라도 음악의 품격뿐만 아니라 분위기도 달라집니다. 같은 유전자를 가지고 있는 세포라 하더라도 후성 유전학적 조절이 어떻게 이루어지느냐에 따라 매우 다른 기능을 하는 세포가 되기도 하고, 아예 암세포가 되는 경우도 있습니다."

• 하드웨어와 소프트웨어

"유전자는 하드웨어이고 후성 유전체는 소프트웨어입니다. 유전자가 놀랍도록 다양한 단백질, 세포 유형, 개체를 만드는 하드웨어라면 후성 유전체는 그것을 작동시키는 소프트웨어입니다. 유전자는 컴퓨터를 구성하지만 후성 유전체는 컴퓨터가 어떻게 작동하는지 말해 주는 소프트웨어입니다.

컴퓨터를 사용하다가 문제가 발생할 경우 컴퓨터 하드웨어상의 문제일 수가 있지만 소프트웨어의 문제인 경우가 훨씬 많습니다. 이런 측면에서는 대부분의 인간의 질병은 유전자 자체의 결함에 의해 생겨난다기보다는 후성 유전체에 의해 생겨난다고 볼 수 있습니다. 현재까지는 유전자 자체에 대해 더 관심을 기울여 왔지만 이 추세가 변하고 있습니다.

그러나 이것이 중요하다고 해서 저것을 소홀히 해도 되는 그런 문제는 아닙니다. 유전자는 돌연변이에 대한 정보를 더 많이 가지고 있기 때문에 유전자와 후성 유전체는 분리하여 생각할 수 없습니다.

사람들은 '유전자가 중요한가 아니면 후성 유전자가 더 중요한가?'라고 묻습니다. 컴퓨터를 쓰는 데 있어서 소프트웨어가 더 중요할까요, 아니면 하드웨어가 더 중요할까요? 이는 쉽게 대답할 수 있는 문제가 아닙니다.

하지만 사건의 발생 빈도를 놓고 봤을 때는 하드웨어상의 문제보다는 소프트웨어상의 문제가 더 많지요. 우리의 질병도 후성 유전체의 결함에서 비롯될 가능성이 더 크다고 보는 이유입니다."

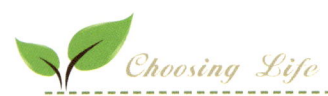

운명을 바꾸는
식생활과 생활 습관

03

유전자를 바꾼 사나이

미국 샌프란시스코의 유명 회계사 잭 맥클루어 씨는 2002년 여름 느닷없는 암 진단을 받았다. **전립선암**이었다. 미국에서 전립선암 발병률은 전체 암 환자의 33퍼센트에 이른다. 암 발생률 1위, 암 사망률 2위를 차지하는 치명적인 병이다. 길고 험난한 항암 치료의 고통을 이겨 낸다 하더라도 전망이 밝지 않았다.

잭 맥클루어 씨는 의외의 길을 선택했다. 수술을 받는 대신 채식을 바탕으로 하는 생활 습관 개선 프로그램에 지원한 것이다. 목숨을 건 도박이었다.

"처음 암에 걸렸다는 것을 확인하고 두려웠습니다. 혈액 검사를 하자 **전립선 특이 항원**(PSA) 수치가 높게 나왔고 틀림

> ● 전립선의 상피 세포에서 합성되는 **전립선 특이 항원**은 단백 분해 효소로 전립선 이외의 조직에서는 거의 검출되지 않기 때문에 전립선암을 선별하는 가장 중요한 지표다.

없는 암이었습니다.

무섭고 혼란스러웠습니다. 많은 사람들이 그냥 수술을 받습니다. 암 전문의들은 30일 안에 수술을 받을지, 방사선 치료를 받을지 결정하라고 했습니다. 암에 걸리면 늘 듣는 말이죠."

맥클루어 씨는 다르게 생각했다. 전립선암은 종양의 완전한 치료를 기대할 확실한 치료법이 없는 상태이고 과잉 치료가 심한 암이라고 들었다. 많은 사람들이 필요가 없는 경우에도 조직 제거와 항암 치료로 고통에 시달리며, 수술이나 여러 가지 방사선 치료를 받아도 더 오래 살 수 있다는 증거는 생각보다 부족했다. 수술을 받고 난 후 생길 수 있는 성 불능이나 요실금 같은 후유증도 걱정이었다. 한참을 망설이던 맥클루어 씨는 식생활을 개선해 암을 극복하겠다는 결심을 했고 캘리포니아 주 예방 의학 연구소의 딘 오니시 박사가 시행하는 제르미날(GERMINAL) 프로그램에 참가했다.

오니시 박사는 식생활이 유전자의 표현(gene expression)을 바꿀 수 있다고 생각한다. 제르미날 프로그램의 첫 글자 GE는 유전자 표현에서 따온 명칭이다. 유전자(gene)와 유전자 표현(gene expression)에는 차이가 있다.

> **전립선암** 정액의 일부분을 생산하는 전립선에서 발생하는 암이다. 전립선은 방광과 방광 사이에서 시작된 요도의 목에 해당하는 부분을 둘러싸고 있는 근육질과 액체를 분비하는 분비샘의 집합체로 호두 한 알 정도의 크기에 해당하는 작은 기관이다. 전립선암은 45세 이상의 장년 및 노년층 남성에 주로 발생한다. 비뇨기계 암으로서 사회가 고령화될수록 또 식생활이 서구화될수록 그 발생 빈도가 높아지는 것으로 알려져 있다.

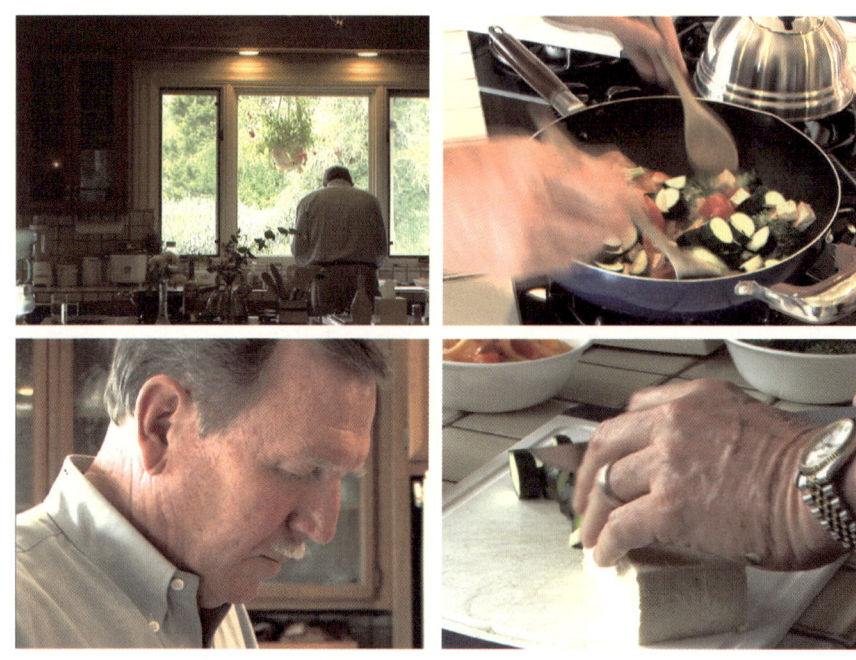

▲ 식생활을 개선해 암을 극복한 잭 맥클루어

    DNA는 바뀌지 않더라도 유전자의 활성화 여부는 조절할 수 있다는 뜻이다. 오니시 프로그램은 좋은 유전자는 활성화시키고 나쁜 유전자는 억제한다.

    우리 몸은 기본적으로 세포들의 공동체다. 각 세포에는 25,000개씩 유전자가 들어 있다. 간세포, 뇌세포, 신경 세포 등 모든 세포는 모양도 다르고 기능도 다르지만 유전자는 같다. 다만 25,000개 중 켜져서(switch on) 활동하는 유전자의 조합이 다를 뿐이다. 엉뚱한 유전자가 켜지거나 좋은 유전자가 꺼지면 정상 세포도 암세포로 변할 수 있다. 여기까지는 알려진 이야기다. 그러나 유전자를 의도적으로 조정한다는 생각은 다른 차원의 혁명이다.

맥클루어 씨는 오니시 박사가 설계한 식단에 따라 식습관부터 확 바꿨다. 원래 햄버거와 육류를 좋아했지만 실험에 참가한 이후 신선한 과일, 채소, 곡물 특히 현미를 먹었다. 기본적으로 아시아 인의 식습관과 비슷했다. 단백질도 풍부한 식단이었지만 두부, 버섯 등에서 단백질을 섭취했다.

이와 함께 운동과 스트레스 관리도 소홀히 하지 않았다. 무엇을 먹었고 어떤 운동을 했는지 매일 기록했다. 긍정적이고 좋은 일만 생각했다. 그러자 몸무게가 15킬로그램이나 줄었다. 90일 뒤 잭은 다시 검사를 했다. 기적이 일어났다. 암세포가 사라진 것이다. 캘리포니아 카이저 대학 병원에서 실시한 두 번의 생체 조직 검사에서 암세포는 전혀 발견되지 않았다. 의학계 최고의 병원인 존스 홉킨스 대학 병원에도 분석을 의뢰했다. 결과는 마찬가지였다.

그 누구도 약물이나 강력한 의료 개입 없이 유전자 표현이 바뀔 거라고 생각하지 못했다. 그것도 90일이라는 짧은 시간에 말이다. 덤으로 다른 건강상의 변화도 따랐다. 치료 프로그램은 심장 질환이 있는 사람에게도 효과를 보였다. 심장 건강도 좋아졌고 콜레스테롤 수치와 혈압 등 모든 의학적 수치가 개선되었다.

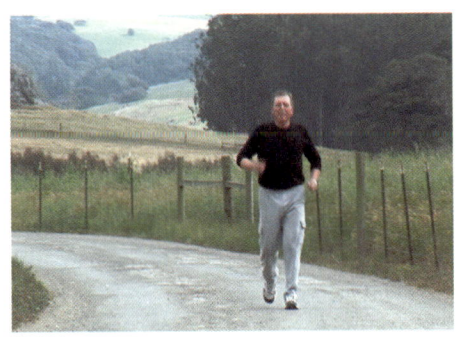

▲ 운동으로 유전자를 바꾸다

맥클루어 씨는 심장도 나빴다. 사실 암이 생기기 전엔 심장이 더 걱정이었다고 한다. 그에게 심장 건강은 큰 의미가 있다. 집안 내력 때문이다. 맥클루어 씨 가문은 이름난 명문가로 부와 명예를 누렸지만 가족들이 모두 요절하는 운명에 시달렸다. 그의 가족은 대대로 심장병이 많았다. 아버지는 45세에 갑작스런 심장 마비로 사망했다. 할아버지는 46세에, 아버지의 하나뿐인 형은 50세에 사망했다. 맥클루어 씨와 남동생은 젊은 시절 40대에 심장 마비로 죽지 않기 위해 최선을 다하자며 서로 다짐을 할 정도였다.

돌연사의 공포와 불안이 평생 동안 그를 따라다녔지만 지금은 다르다. 맥클루어 씨의 현재 나이는 예순다섯. 그는 가족의 비극적인 운명을 이겨 냈다.

"아버지보다 20년 더 살았습니다. 마흔여섯 살 생일잔치를 하던 날은 제게 남달랐습니다. 무척 의미가 깊었죠. 아버지는 맞이하지 못한 생일이었기 때문입니다. 그게 벌써 20년 전의 일입니다. 저는 맥클루어 가문 남자 중 최초의 메디케어(Medicare, 미국에서 65세 이상이 된 사람에게 제공하는 건강 보험 제도) 수혜자입니다. 집안에서 제가 처음으로 예순다섯 살을 넘겼으니까요."

오니시 박사의 프로그램은 그에게 건강을 통제하고, 활력 있는 삶을 지속할 수 있다는 자신감을 심어 주었다. 긍정적인 삶에 대한 태도는 일상생활의 질도 한층 더 높였다.

"모든 게 개선되었습니다. 더 오래 살고 더 좋게 살 수 있습니다. 단순히 몇 년 더 사느냐의 문제가 아니죠. 삶의 질이 문제이니까요. 더 기쁜 삶, 더 충만한 삶이 저를 기다립니다. 그 삶을 감사하는 마음으로 누릴 겁니다."

수술 없이 암을 이기다

생활을 바꾸면 유전자를 조절할 수 있다니 좋은 소식이다. 잭 맥클루어 씨의 경우를 볼 때 세 가지 사실을 추정해 볼 수 있다. 첫째, 식습관과 생활 양식을 바꾸면 건강과 삶의 질에 강력한 차이를 만드는 유전자의 행동이 놀랄 만큼 빠른 속도로 변한다. 둘째, 변화를 유도하는 메커니즘이 역동적이어서 목표한 질병뿐만 아니라 전반적인 건강 개선 효과도 기대할 수 있다. 셋째, 비용도 싸다. 이런 생각은 미국 예방 의학계의 권위자이자 빌 클린턴 전 미 대통령의 의학 고문인 딘 오니시 박사에겐

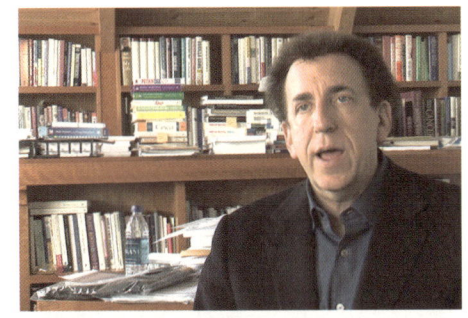

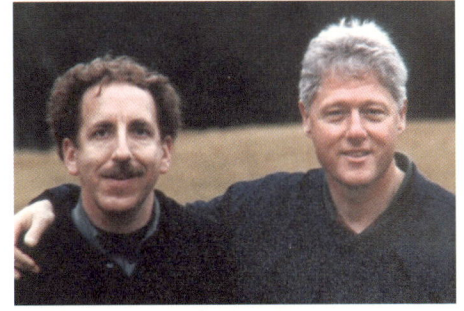

▲ 딘 오니시 박사와 빌 클린턴 전 미 대통령

낯설지 않다. 그는 의학의 화려한 겉모습보다 실속 있는 접근을 선택해야 한다고 강조했다.

"사람들은 치료를 위해서라면 최첨단 기술에 비싼 값을 치러야 한다고 생각합니다. 또 우리 삶 속에서 취하는 단순한 선택들이 큰 영향력을 가진다는 점을 믿기 어려워합니다. 하지만 우리가 먹는 음식, 스트레스에 반응하는 자세, 얼마나 운동하는가, 얼마나 많은 사랑을 하는가 등의 요소들은 수술과 약물 치료보다 때로는 더욱 강력한 힘을 발휘합니다."

오니시 박사의 확신은 30여 년 동안의 연구에서 나온다. 아무도 음식을 바꾸고 생활 습관을 바꾼다고 해서 전립선암과 심장병의 진행을 막을 수 있다

고 믿지 않았다. 설혹 변화시킬 수 있다고 해도, 실생활에서 사람들이 따라 하기엔 너무나 극단적인 식단이 필요하다고 여겼다. 또 유전자는 고정되어 있다고 믿었다. 하지만 오니시 박사는 불가능한 일을 가능한 일로 바꿨다. 연구를 진행하는 동안 사람들의 상태는 놀랍도록 나아졌다. 이제 왜 그런 변화가 일어났는지 그러한 변화의 경로들을 구체적으로 밝히는 일만 남았다. 그 전에 먼저 오니시 박사의 실험을 자세히 들여다보자.

오니시 박사는 식생활을 바꾸어 전립선암의 진행 속도를 늦추거나 멈출 뿐만 아니라 어쩌면 치료할 수도 있다고 가정했다. 그의 연구에는 잭 맥클루어 씨 외에도 전립선암 진단을 받은 다른 환자들도 참여했다. 이 환자들도 관행적인 치료를 받지 않기로 결심했다. 비교 그룹을 설정해 연구의 객관성도 높였다. 비교 그룹은 관행적인 치료를 받는 남성 암환자들이었다.

오니시 박사는 환자들을 두 그룹으로 나누어 한쪽은 철저한 건강 식단으로 다른 쪽은 자유 식단을 선택하게 했다. 실험 시작 후 단 3개월 만에 연구팀은 건강 식단을 택한 환자들에게서 거의 500개의 유전자 표현형이 좋은 쪽으로 바뀌었다는 것을 발견했다. 질병을 예방하는 유전자는 상향 조정(켜지고)되고 질병을 유발하는 유전자는 하향 조정(꺼지는)되었다. 이 유전자들 중에는 전립선암과 유방암 발병에 관여하는 암 유발 유전자도 있었다. 또 심장병과 염증을 일으키는 유전자도 꺼졌다. 기대 이상의 성과였다.

"좋은 결과입니다. 많은 사람들에게 큰 힘을 주는 소식이죠. '나쁜 유전자 탓이야, 뭘 어쩌겠어?'라는 사람을 종종 봅니다. 하지만 우리가 변화를 위해 할 수 있는 일은 실제로 많습니다. 해 보세요. 미처 알아차리기도 전에 엄청난 변화가 빠르게 나타날 겁니다."

전립선 특이 항원은 전립선암이 진행되고 있는지 나아지고 있는지 알려 주는 가장 일반적인 지표다. 오니시 박사는 프로그램을 시작하기 전과 시작한 후 1년 뒤의 혈액을 비교했다. 전립선 특이 항원 수치가 증가하면 질병은 더 심각해지고 있음을 의미하고 감소하면 나아지고 있음을 뜻한다. 이 수치는 식습관 개선 프로그램에 참가한 그룹에서는 내려갔으나 비교 그룹에서는 올라갔다.

생활 습관을 바꾼 그룹은 삶의 질 측면에서도 주목할 만한 반응을 보였다. 성 기능이 좋아졌고 스트레스도 줄었다. 불안과 두려움 등 부정적인 감정도 줄었다. 첫해 동안 비교 그룹의 환자들 중 여섯 명이 수술과 방사선 치료, 호르몬 치료를 받았지만 실험 그룹에서는 아무도 관행 치료를 받지 않았다. 4년이 지나자 비교 그룹에서는 스물 한 명이 관행 치료를 받게 된 반면 실험 그룹에서는 단지 여섯 명이 관행 치료를 받았다. 의미 있는 차이였다.

"미국에는 이런 속담이 있습니다. '1온스의 예방책은 1파운드의 치료약에 필적한다.(An ounce of prevention is worth a pound of cure.)' 치료보다 예방이 먼저라는 뜻입니다. 심장 질환으로 미국뿐만 아니라 한국 등 많은 나라에서 사람이 죽습니다.

하지만 굳게 마음먹고 생활을 바꾼다면 완전히 예방 가능합니다. 심지어 치료도 가능하다는 것이 밝혀졌습니다. 정말 크게 변한다면 말이죠."

식생활 변화가 클수록 긍정적인 효과도 비례해서 커졌다는 점도 흥미로웠다. 오니시 박사는 바로 이 점이 무엇보다 주목할 만한 가치가 있다고 지적했다. 각자의 상황에 따라 음식과 생활 습관 변화의 정도를 조절해 암을 예방하고 혹은 암의 진행을 멈추거나 되돌릴 수 있는 방법을 정교하게 개발할 가능성을 제시하기 때문이다.

조상 탓할 핑계가 없어졌다. 유전적으로 운이 없더라도 노력하면 바꿀 수 있으니 말이다. 어머니, 아버지, 형제자매, 고모, 삼촌 모두가 심장 질환으로 죽었다 하더라도, 그것이 가족의 내력이라 하더라도 당신이 반드시 심장 질환에 걸린다는 예고는 될 수 없다. 단지 다른 사람보다 음식과 생활 습관에 좀 더 신경을 쓰고 조심하고 노력해야 한다는 것을 의미할 뿐이다.

"사람들이 생활을 크게 바꾸면 바꿀수록 상태가 더 좋아졌습니다. 놀라운 일입니다. 나이와 관계없이, 얼마나 아픈지를 떠나서, 심장 질환이든 전립선 암이든 다 해당됩니다. 매우 희망적이고 고무적입니다. 당신이 변하고자 한다면 그만큼 혜택이 돌아온다는 말입니다. 얼마나 변할지, 또 얼마나 빨리 변할지는 당신에게 달렸습니다."

비만 유전자 길들이기

식습관에서 비롯되는 운명의 장난은 암이나 기형증 같은 심각한 질병뿐만 아니라 일상적인 차원에서도 작동한다. 스페인 나바라 대학교 식품 공학과의 마르티네즈 박사의 관심사는 비만이다. 그는 비만 환자가 식생활을 바꾸면 관련된 후성 유전체를 변화시킬 수 있는지 궁금했다. 마르티네즈 박사는 신진대사가 빠른 쥐를 대상으로 고지방 섭취 실험을 진행한 결과 긍정적인 결과를 확인했다.

"고지방 식사가 렙틴이라는 호르몬 유전자를 끈다는 사실을 확인했습니다.

렙틴은 식욕을 억제하는 호르몬입니다. 사람의 두뇌에 작용해 과식을 막는 역할을 합니다.

만일 렙틴을 만드는 유전자가 활성화하지 않으면 아무리 먹어도 포만감을 느끼지 못합니다. 이미 충분한 식사를 했더라도 계속 먹게 되는 거죠. 뚱뚱한 사람들은 보통 이 호르몬 수치가 낮습니다."

유전적 배경, 호르몬, 불규칙적인 식습관 등 건강에 좋지 않은 다양한 환경 요인의 복잡한 상호 작용이 비만을 유발한다. 과학자들은 지금까지 비만을 주로 에너지 섭취와 소비 사이의 균형이라는 관점에서 연구해 왔지만, 최근 들어 후성 유전적 경로를 통한 치료 가능성에 눈길을 돌리고 있다. 식습관이 비만과 관련된 유전자의 DNA 메틸화 패턴에 영향을 주어 비만 혹은 여타 대사 질환을 일으킬 수 있기 때문이다.

세포 내 후성 유전체의 메틸화는 특히 생식 세포 형성기, 수정과 배반포 형성기에 오류를 일으킬 가능성이 높다. 하지만 메틸화는 임신기와 수유기는 물론 생애 전반에 걸쳐서 조금씩 변하기도 한다. DNA 메틸화의 변화는 세포가 계통 분화를 할 때도, 노화할 때도 나타난다. 이는 후성 유전체를 항상 일정하게 유지하고 안정시키는 **인체의 항상성** (homeostasis) 기제가 잘 작동해야 병을 예방하고 치료할 수 있음을 시사한다. 만약, 항상성 기제가 외부로부터 충격을 받아 정상적으로 작동하지 않으면 후성 유전적 손상이 발생한다. 이 손상이 조금씩 누적되다 보수 가능한 수준을 넘어서면 암으로 이어지거나 비만 등 영양 관련

● 생체가 여러 가지 환경 변화에 대응하여 생명 현상이 제대로 일어날 수 있도록 생물체 내의 환경을 일정하게 유지하려는 성질을 말한다. 자율 신경계와 호르몬의 조절을 통해 인체의 **항상성**이 유지된다.

질병으로 나타나는 것이다.

마르티네즈 박사는 최대 열 개의 비만 유발 유전자가 후성 유전적으로 조절 가능하다고 본다. 여기에 영향을 주는 영양적 요인은 알콜, 비타민B6, 비타민A, 그리고 일부 미네랄이었다. 엽산은 섭취량에 비례해 DNA 메틸화에 영향을 주는 것으로 나타났다. 비만 유발 유전자 중 일부는 고혈압, 당뇨, 동맥 경화증 등의 여러 대사 장애와도 관련이 있다. 이 유전자들은 지방 세포의 발생과 인슐린 신호 전달에도 관여한다. 사람을 대상으로 한 실험에서도 후성 유전체의 변화를 유도할 수 있었다. 마르티네즈 박사는 후성 유전적 접근을 통해 비만을 예견하고 치료할 수 있다고 말한다.

"저희는 저지방 채식 위주의 식단을 마련했습니다. 한 참가자는 9개월 동안 27킬로그램이나 감량하고 전반적인 건강도 좋아졌습니다. 이 환자의 유전자 중 비만과 관련된 TNF-알파라는 유전자의 메틸화가 달라졌습니다. 흥미롭게도 살이 빠지기 전에 메틸화의 변화를 감지할 수 있었습니다. 이것은 메틸화의 변화가 육안으로 확인할 수 있는 신체상 변화를 앞서기 때문에 일종의 예측 지표로 쓸 수 있다는 것을 의미합니다. 이 정보를 활용해 더 적극적이고 적절한 치료 방법을 개발하고 적용할 수 있다는 뜻이죠. 비만을 물리치는 데 큰 힘이 될 겁니다."

국내에서도 실험을 진행했다. 경기도 성남시에 거주하는 스물한 살의 서성준 씨(가명)는 한 눈

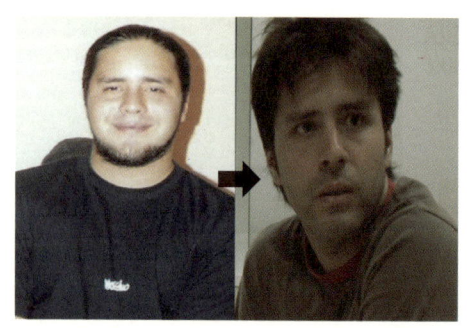

▲ 후성 유전적 치료로 비만을 개선한 환자의 모습

에 보기에도 심각한 고도 비만이다. 몸무게 175킬로그램에 키가 170센티미터이다. 거대한 몸 때문에 심폐 능력도 턱없이 떨어졌다. 윗몸 일으키기도 두 개를 넘기기 힘들고 체력은 금세 바닥난다. 서울대 건강 운동 과학 실험실의 박재영 연구 실장은 서성준 씨의 건강 나이를 체력 검사 결과를 바탕으로 추산해 보았다. 실제 나이는 스무 살인데 건강 나이가 쉰두 살로 나왔다.

몸 상태로는 무려 32년을 더 늙었다니 기겁할 일이다. 혈당과 혈압, 지방산 수치 등 종합적인 건강 상태도 나빴다. 당을 일정하게 유지해 주는 역할을 하는 인슐린 호르몬도 제구실을 하지 못했다. 인슐린 호르몬에 문제가 생기면 바로 당뇨병으로 이어진다. 어쩌다 이런 지경까지 왔을까?

"거의 가공식품을 먹었어요. 어릴 때부터 집에서 슈퍼마켓을 운영했던 터라 주변에 가공식품이 차고 넘쳤습니다. 과자를 달고 살았죠. 물 대신 사이다를 마셔 댔어요. 살이 안 찌면 이상한 거겠죠."

서성준 씨는 실험을 시작하자 당장 장바구니에 담는 음식부터 바꿨다. 친환경 채소를 구입해 밥상에 김치와 함께 채소 요리 하나는 반드시 놓는다는 원칙을 세웠다. 식사량도 줄였다. 잡곡밥을 3분의 2공기만 먹었다. 단백질은 두부로 보충했다. 참 낯선 식단이었다.

"거의 처음인 것 같아요. 이렇게 소금도 많이 안 넣고 자극적이지도 않은 음식은 먹어 본 적이 없습니다. 균형 잡힌 식단이라는 생각이 들어요. 진작 이렇게 먹었어야 하는데……."

점심도 도시락을 챙기기로 했다. 문 앞을 나서면 즐비한 달콤한 유혹을 뿌리치기 위해서다. 간식으로 빠뜨리지 않던 자장면, 군만두도 멀리했다. 운동량을 늘리고 귀찮은 일은 무조건 한다는 규칙을 정했다. 성가시게 느껴져서 하지 않던 일이 살을 찌우는 지름길이라고 판단했기 때문이다. 귀가할 때도 아파트 8층에 있는 집까지 계단으로 오르내렸다.

식생활 개선 두 달째 몸은 쏟아부은 노력과 정성에 반응하기 시작했다. 몸무게가 20킬로그램가량 급속하게 줄었다. 예전에 입던 바지는 사람 다리가 하나 줄어든 것처럼 헐렁해졌다.

4개월 동안 진행된 실험에서 서성준 씨는 최종적으로 55킬로그램의 몸무게를 줄였다. 유전자에도 변화가 있었다. 서 씨가 검사한 유전자도 TNF-알파로 뚱뚱한 사람들에게 염증이 잘 일어나게 하는 유전자이다. 이 유전자에 변화가 있으면 앞으로도 계속 살이 빠진다는 기대를 가질 수 있다. 이러한 실험

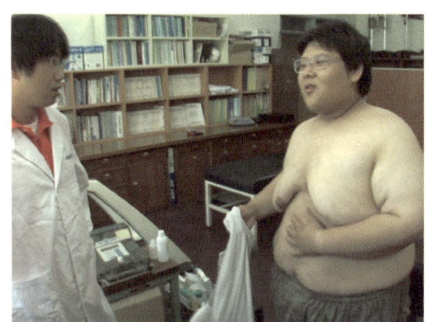
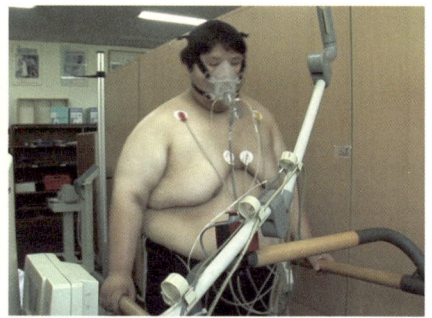
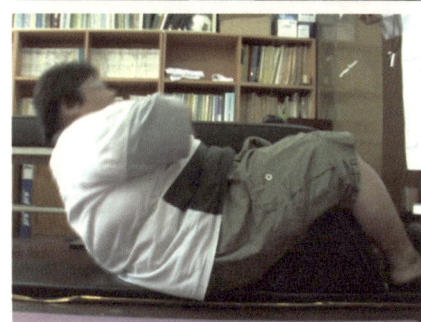
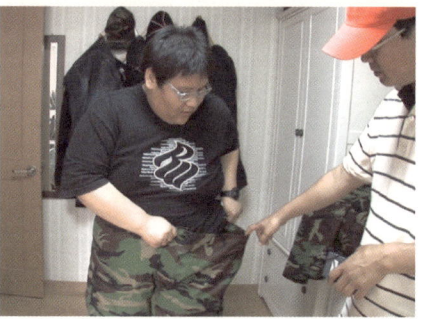

▲ 고도 비만 환자의 후성 유전적 치료 사례

을 통해 우리가 후성 유전체를 긍정적인 방향으로 변화시킬 수 있는 능력이 있다는 사실이 분명해졌다. 유전과 운명에 대한 이야기는 사람을 감정적으로 만들지만 유전자를 조절할 수 있다는 희망은 비전을 제시한다.

흥미로운 건 유전자까지 바꾼 서성준 씨의 밥상이다. 극단적이고 금욕적인 식단을 감내하지 않아도 유익한 변화를 이끌어 낼 수 있었다. 채식 위주로 식단을 구성하긴 했지만 기본적으로는 우리가 늘 먹는 밥상과 차이가 없다. 그만큼 그의 이전 식생활이 엉뚱했다는 점을 보여 주는 대목이다. 딘 오니시 박사는 아시아 인의 밥상에서 어처구니없는 일이 벌어지고 있다고 지적한다.

"우리가 찾은 식단은 근본적으로 아시아적인 식습관입니다. 아시아 인의 전통 음식들은 현대의 질병을 예방하고 치료할 수 있는 가장 합리적이고 건강에 좋은 식단입니다. 안타깝게도 아시아 인이 좋은 전통 식습관을 버리고 서구식 식단을 쫓아가다가 서양 사람처럼 죽는 일이 늘어났습니다."

더 많이 바꿀수록 더 좋아진다

약은 특정한 목표를 설정하고 정확하게 그 목표에만 작용하여 효과를 발휘하지만 생활 습관의 변화는 몸 전체의 건강이 좋아지는 포괄적인 접근이다. 경우에 따라서는 약보다 더 적절한 효과를 발휘한다. 오니시 박사는 아예 '생활 습관약(life style medicine)'이라는 은유적 용어를 제시하며, 특정 유전자의 변화를 노릴 때 어떻게 정확히 목표 지점에 작용을 가할 수 있느냐 하는 것은 분명히 중요한 문제이지만 인체의 역동적 속성은 자체의 논리도 가진 듯하다고 지적했다.

"굳이 목표를 정확하게 맞출 필요가 없으니 다행입니다. 당신이 좋은 음식을 먹고 건강한 생활을 한다면 유전자가 전반적으로 좋은 방향으로 움직이기 때문입니다. 실험을 통해 관찰한 모든 경우가 그랬습니다.

인체는 복잡하게 상호 작용을 하는 생태계와 같습니다. 그래서 좋은 자극은 한군데만 영향을 주는 게 아니라 여러 곳에서 질병을 예방하는 유전자를 활성화하고 질병을 유발하는 유전자를 비활성화합니다. 특정 유전자를 위해 생활 방식을 정확하게 조절할 필요는 없습니다. 그런 것은 약의 역할이지요. 저는 측정할 수 있는 모든 유전자에 영향을 미칠 수 있는 식습관의 개선이 의미 있다고 생각합니다."

음식은 여러 질병 관련 유전자들에 동시에 영향을 준다. 심장 질환만을 위한 식생활, 당뇨병만을 위한 식생활, 전립선암만을 위한 식단을 짜기는 힘들다. 동일한 식습관과 생활 방식이 심장 질환의 경과를 바꿔 놓을 수 있고 초기 전립선암, 유방암, 당뇨, 고혈압, 비만 등을 개선하고 콜레스테롤 수치를 조절할 수도 있다.

오니시 박사는 협심증 환자의 식습관을 개선해 가슴 통증이 일어나는 빈도를 불과 수 주 만에 91퍼센트까지 줄이기도 했다. 거의 대부분의 환자가 고통에서 벗어났다. 환자들은 심각한 관상 동맥 질환을 앓아 제대로 걸을 수도 없는 상태였다. 몇 발자국 못 가 숨이 가쁘고 심각한 가슴 통증을 호소했다.

식습관 개선 후 1년이 지나자 환자들의 콜레스테롤 수치도 평균 40퍼센트 내려갔다. 약을 먹고 일어나는 변화와 비슷한 수치다. 게다가 추가 비용도 들지 않고 부작용도 없다. 같은 기간 동안 일반적인 음식을 먹게 한 비교 집단의 환자들은 상태가 더 나빠졌다.

오니시 박사는 정부를 설득해 실험을 4년 더 진행할 수 있는 자원을 확보했다. 연구의 초점은 두 가지였다. 첫째, 환자들이 포괄적인 생활 습관 개선을 5년간 지속적으로 실천할 수 있는가? 둘째, 식생활 개선의 장기적인 효과는 무엇인가? 5년이 지나자 더 긍정적인 결과가 나왔다. 단 몇 발자국도 떼기 힘들어 했던 예순네 살의 한 환자는 실험 시작 6주 뒤 통증이 사라졌다. 심장 혈관 우회 수술을 할 필요도 없어졌다. 1년 뒤엔 높은 계단도 통증 없이 오르내렸다. 정밀 검사 결과 심장으로 드는 혈류의 양이 300퍼센트나 증가했다. 관상 동맥 혈관 사진을 찍어 보니 좁았던 혈관이 다시 넓어져 있었다.

놀랍게도 프로그램에 참여한 환자들 중 99퍼센트가 심장 질환의 진행을 멈추거나 되돌릴 수 있었다. 심장 발작과 심장 혈관 우회 수술 수치나 입원 횟수도 현저하게 줄었다. 오니시 박사는 이 실험에서도 생활 습관의 개선 정도와 관상 동맥 질환의 감소율이 직접적인 상관관계가 있음을 확인했다. 더 많이 바꿀수록 더 좋아진다는 원칙을 재확인한 셈이다.

수명 연장의 비밀

텔로미어(telomere)는 인간의 수명을 조절하는 염색체의 말단 부위다. 텔로미어는 염색체의 끝을 보호하고 안정되게 머무는 데 큰 도움을 준다. 텔로미어가 짧아지면 수명이 짧아지고 길어지면 수명이 늘어난다. 비유를 하자면 텔로미어는 구두끈의 끝에 있는 딱딱한 플라스틱 보호막 같다. 이 부분이 닳아 떨어지면 구두끈이 금세 풀어지고 너덜너덜해지듯 염색체도 타격을 받고 이는 수명의 단축으로 이어진다.

텔로미어는 세포가 한 번 분열할 때마다 그 길이가 조금씩 짧아진다. 세포 분열이 일정한 횟수를 넘어서면 텔로미어가 아주 짧아지고 세포는 분열을 멈추고 죽는다. 텔로미어는 '생명의 시계' 그 자체다.

> ● 염색체의 양쪽 말단 부위로 세포의 수명과 나이를 알려주는 시계와 같은 역할을 한다. **텔로미어**라는 명칭은 그리스 어의 '끝'(telos)과 '부위'(meros)의 합성어에서 유래했다. 염색체가 분열을 거듭할수록 텔로미어는 약간씩 짧아지는데 텔로미어가 어느 길이 이하로 짧아지면 세포가 스스로 죽도록 신호를 보낸다. 그러면 세포 분열은 더 이상 일어나지 않게 되고 결국 노화로 죽게 된다.

지금까지 수명은 하늘에 속한 일로 인간이 할 수 있는 일은 없었다. 그런데 이제 아무리 막강한 권력자여도 쉽게 가질 수 없었던 장수의 묘책을 우리 손에 거머쥘 날이 멀지 않았다.

세포에는 텔로미어를 보수하고 연장시키는 효소인 **텔로머라제**가 있다. 텔로머라제의 활동을 조정할 수 있으면 수명을 연장할 수 있다. 실제로 생활 습관을 개선하는 실험에 참가한 사람들의 염색체에서 텔로머라제는 거의 30퍼센트까지 증가했다.

이것은 텔로미어도 적절한 조건을 갖추면 다시 길어질 수 있음을 의미한다. 텔로미어를 길게 만드는 약은 수백 조 원의 가치가 있을 것이다. 그러나 오니시 박사는 단지 생활 습관을 개선해도 이

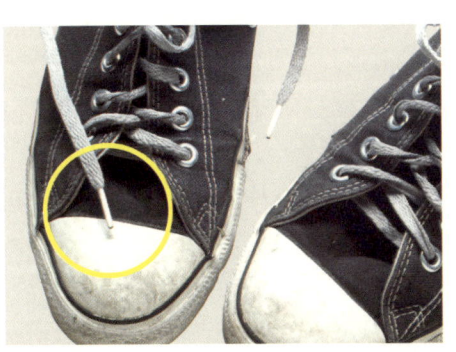

▲ 신발 끈을 보호하는 막과 같은 역할을 하는 텔로미어

> **텔로머라제** 세포가 분열할 때 손실되는 텔로미어의 DNA를 복구하는 효소이다. 텔로머라제는 세포 분열을 계속하면서도 텔로미어가 어느 정도의 길이를 유지할 수 있게 한다. 이 효소가 지나치게 활성화되면 세포는 계속해서 분열하고 노화 과정이 정지되어 죽지 않게 되는데 이것이 암세포다. 암세포가 늙지 않고 세포 분열을 무한히 할 수 있게 되는 이유는 바로 이 텔로머라제 때문이다.

런 효과를 노릴 수 있다고 말했다.

"질병을 대하는 현대의 의료 패러다임은 잘못 됐습니다. 전 세계의 건강 보험 시스템은 '건강 보험(healthcare)'이라기보다 '질병 보험(sickcare)'이라는 말이 더 정확합니다. 우리는 건강을 유지하고 질병을 사전에 예방하는 보험, 즉 진정한 의미에서의 건강 보험에 돈을 붓는 게 아니라 대책 없이 살다가 병이 난 후 치료비에 조금 보탤 수 있는 돈을 타내는 데 만족합니다.

예방이 먼저입니다. 약물이나 수술뿐만 아니라 생활 습관도 중요한 의술 가운데 하나로 생각해야 합니다. 약물 치료와 수술은 위급할 때 생명을 구할 수는 있지만 질병의 원인을 예방할 수는 없습니다. 우리의 연구는 식생활과 생활 습관을 바꾸어 의학적인 성과와 함께 비용도 절약할 수 있다는 점을 보여 줬습니다."

미국의 한 연구에서는 인간의 장수에 유전자가 차지하는 역할은 30퍼센트에 불과하다고 추정했다. 100살 이상 장수한 사람들을 연구할수록 수명을 연장하는 데는 유전자가 그다지 큰 역할을 하지 못한다는 사실이 명확해지고 있다. 나머지는 식습관과 생활 습관 같은 요소들이 결정한다.

운명, 그것은 아무것도 아니다

오니시 박사는 우리가 가장 경계해야 할 생각은 이른바 '유전학적 허무주의'라고 덧붙였다. 물론 특별한 유전자의 축복을 받은 소수의 사람들도 있다. 타고난 유전자가 너무 나빠 건강을 유지할 수 없는 사람도 있다. 그러나 대부분의 사람들은 충분히 노력한다면 건강을 개선하고 유지할 수 있다. 유전적으로 불이익을 받은 사람은 음식 조절과 운동에 더 신경 써야 하겠지만, 우리는 이제 후성 유전학의 통찰을 통해 유전자 차원에서 우리의 건강을 조절할 수 있다는 사실을 안다. 유전자 탓, 조상 탓, 운명 탓으로 무엇을 얻겠는가?

어떤 사람들은 "이건 유전자 탓이야, 내가 할 수 있는 일은 별로 없는데 뭐 때문에 애를 써."라고 말한다. 하지만 당신의 유전자는 당신의 '운명'이 아니다.

생활 방식을 바꾸면 유전자가 더 좋아질까? 대답은 '그렇다'이다. 많은 사람들에게 이 소식은 힘과 용기를 복돋울 것이다.

유전자는 우리 삶에 영향을 미치는 요소 가운데 일부일 뿐이다. 중요한 요소이긴 하지만 그 힘과 역할을 너무 크게 생각하고 짓눌려 살 필요는 없다. 그렇다면 유전자는 무대에서 사라지는 걸까? 아니다. 유전자는 여전히 우리 삶에 중요한 역할을 한다. 이제 우리는 유전자를 어떻게 이해해야 할까? 후성 유전체와 유전자는 구체적으로 어떤 관계를 맺고 있는 것일까?

이 복잡하고 미묘하게 얽혀 있는 관계를 이해하려면 유전자를 어떤 '맥락(context)'에 두고 볼 수 있어야 한다. 유전체와 후성 유전체가 만나고 상호 작용을 하는 전체적인 맥락을 고려해야 각자의 역할과 한계 및 힘에 대한 선명한 이미지를 가질 수 있다. 유전자를 맥락에 두고 본다는 것은 환경과의 상호작용을 고려한다는 의미다. 유전자는 인간이 살아온 환경에 적응한 결과다. 환경에 가장 필요하고 적절한 반응을 할 수 있는 유전자를 타고나므로(소수의 질병에 가까운 돌연변이를 가진 사람을 제외한다면) 대부분의 문제는 환경과의 엉뚱한 불화 때문일 뿐이다.

몸무게에 관여하는 유전자는 최소한 50개 정도가 있다. 이들 중 몇몇 유전자는 식욕을 자극한다. 몇몇은 **안정시 대사량**(Resting metabolic rate) 즉, 당신이 가만히 앉아 있을 때도 소모하는 칼로리의 비율을 높이거나 낮추는 데 영향을 준다. 다른

● 음식물의 영향이 없는 상태에서 의자에 앉아 긴장을 풀고 가볍게 눈을 감은 **안정 상태의 대사량**. 의자에 앉아 있는 자세를 유지하기 위해서 골격근이 긴장하기 때문에 대략 기초대사량의 1.2배 정도이다.

유전자들은 몸에 지방을 저장하는 방식에 영향을 준다. 어떤 사람들은 지방을 아주 효율적으로 저장한다. 과거에 음식은 희소한 자원이었다. 그런 시절에 몸에 지방을 효율적으로 저장할 수 있는 능력은 생존하는 데 유리했다.

칼로리를 가장 효율적으로 저장할 수 있는 개체들은 몸무게가 더 나가는 경향이 있고 기근이 닥쳐도 더 오래 살 수 있었다. 생존 확률이 가장 높아서 유전자를 다음 세대로 넘겨줄 가능성이 가장 높았던 사람들은 바로 이런 사람들이었다. 음식이 부족할 때 사람들의 신진대사는 속도를 낮출 수 있었다. 이것은 칼로리를 느리게 연소시켜 더 오래 버틸 수 있게 했을 것이다. 즉 칼로리를 아주 효율적으로 쓰게 유전자가 설정이 되어 있다고 볼 수 있다. 이것은 보통 '**절약 유전자 가설**(thrify genotype hypothesis)'이라고 불린다.

예를 들어, 피마 인디언의 경우 2형 당뇨병에 걸릴 확률이 미국인들보다

여덟 배나 높다. 절약형 유전자를 가진 이 부족이 미국식 식생활을 하면서, 즉 식습관을 통해 전달되는 환경 정보에 적응하지 못한 유전자가 당뇨병을 일으켰다. 그렇지만 환경을 다시 바꾸면 유전자의 활동은 또 바뀐다. 음식과 생활 습관을 바꾼 피마 인디언은 당뇨병을 예방하거나 치료할 수 있다. 미리 설정된 유전적 성향 혹은 경향성은 음식과 생활 습관에 충분한 변화를 준다면 극복할 수 있다.

무엇이 이런 세포 내에서 일어나는 섬세하고 복잡한 일을 조정하는가? 바로 음식이다. 우리는 음식 속에 있는 탄수화물, 지방, 단백질만 먹는 게 아니라 그 속에 있는 언어, 즉 환경에 대한 정보를 받아들인다. 예를 들어, 유전자에 달라붙는 후성 유전적 표지들은 미네랄, 비타민, 지방산 등과 같은 영양소에 의해 만들어지거나 이러한 영양소들의 구성 비율에 의해 영향을 받는다. 결국 음식은 우리가 환경과 상호 작용을 하는 가장 주요한 매체이다. 이런 의미에서 음식은 언어다.

음식은 유전적 정보를 바꿀 수 있고 영양소의 변화는 인간 진화의 역사에

절약 유전자 가설 많이 먹지도 않는 아메리카 원주민에게서 비만과 당뇨병이 심한 현상을 설명하기 위해 유전학자 제임스 닐이 처음으로 제시했다. 이 가설에서는 인간의 특정 유전자가 기근에 대비해 대사 효율, 지방의 축적, 음식 확보 행동을 극대화하는 방향으로 진화했다고 생각한다. 그러나 기근을 대비할 필요가 없는 시대에서는 이런 유전자를 지닌 집단이 영양 과다로 비만과 당뇨병에 잘 걸리게 된다는 것이다. 이 가설은 비만의 원인으로 유전자와 후천적 환경을 결합하여 설명함으로써 최근 비만 연구에서 주목받고 있다.

지속적이고 강력한 영향을 주었다. 음식을 통해 질병을 예방하고 심지어 치료할 수 있다는 사실을 알고도 식생활을 바꾸지 않는다면, 이 엄청난 지식을 가지고도 혀끝의 쾌락에 중독된 생활을 바꾸지 않는다면, 이는 우리 자신의 몸뿐만 아니라 후손들의 몸도 함께 학대하는 일이 될 것이다.

사정이 이런데도 우리는 일상적으로 유전자에 나쁜 영향을 주는 행태에 무심하다. 한 가정만이 아니라 사회 전체가 오늘 이 순간, 한 끼 편하게 넘기면 충분하다는 착각에 빠진 듯하다. 만약 100년 뒤에 태어날 후손이 지금 조상들이 만들어 가는 세상의 모습을 본다면 까무러칠 일이 많을 것이다. 그들이야말로 돌이킬 수 없을 정도로 선을 넘어 버린 '저주받은 운명'을 물려받을 위기에 처해 있기 때문이다.

유전자는 같은데 세포는 어떻게 각각 다를 수 있을까?

우리 몸은 거대한 세포의 공동체이자 온갖 진귀한 생물이 서식하는 바다다. 그러나 그 시작은 단 하나의 세포, 즉 줄기세포이다. 만능 세포인 줄기세포가 적절한 조건에서 다양한 세포로 분화한다. 분화한 세포는 모두 다르다. 그렇지만 분화한 세포에 들어 있는 유전자는 여전히 동일하다. 유전자는 성장에 필요한 각종 단백질, 효소, 호르몬 등 몸의 구성 물질을 만드는 정보를 가지고 있고, 그 정보 자체는 세포가 분화한 이후에도 변하지 않는다. 다만 조직 또는 기관에 따라 세포가 적절한 구조와 기능을 갖추게 다른 유전 형질이 발현한다. 약 25,000개의 유전자 중 세포 특성에 맞는 유전자만이 활동을 하고 나머지는 침묵한다. 같은 유전자에 다른 세포, 이것은 어떻게 가능할까? 세포마다 작용하는 후성 유전 물질 즉, 후성 유전체가 다르기 때문이다.

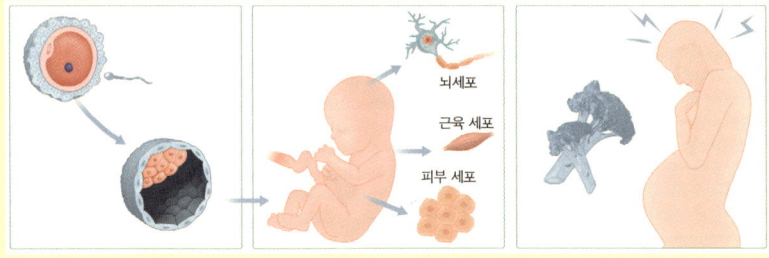

1. 초기의 배아는 어떤 종류의 세포로도 변할 수 있는 줄기세포로 이루어진다. 발달의 초기 단계에서 유전자는 출발선에 선 달리기 선수들처럼 활동을 할 준비 자세를 취한다.

2. 태아는 분화한 세포로 구성된다. 분화한 세포 속 유전자의 10~20퍼센트만이 기능을 발휘한다. 서로 다른 패턴으로 활성화한 유전자가 줄기세포를 뇌세포, 근육 세포, 피부 세포 등으로 만든다.

3. 식품의 섭취나 스트레스와 같은 환경에서 비롯되는 신호들이 유전자의 활성화 양상에 영향을 미친다.

유전자는 어디에 있을까? 모든 세포에는 핵이 있다. 세포핵 안에 스물세 쌍, 즉 마흔여섯 개의 염색체가 있다. 하나의 염색체는 3억 쌍 정도의 DNA 코드를 만드는 물질, 즉 핵산을 감고 또 감아 만든 굵고 뭉툭한 동아줄 토막 같다. 가는 새끼줄을 꼬아서 조금 더 굵은 줄을 만들고 그 끈을 다시 꼬아서 더 굵은 새끼줄을 만드는 식이다.

유전자는 이런저런 단백질을 만드는 명령어다. 단백질은 거대한 화학 공장의 일꾼이자 부품이다. 일꾼이 일을 잘해야 세포도 건강하고 정상적으로 행동한다. 그런데 세포마다 일꾼들이 다르다. 이 일꾼들이 후성 유전체와 상호 작용을 하여 사람의 간세포, 피부 세포, 신장 세포, 뇌세포를 모두 다르게 만든다.

간세포에서 생겨나는 일꾼을 뇌세포에서 만들지 않게 하려면 해당 유전자를 끄면 된다. 후성 유전체가 유전자에 스위치처럼 달라붙어 여기서는 꺼지고 저기서는 켜지고 하면서 인체에 필요한 모든 세포를 만들어 내고 이 세포들을 유지 · 보수 · 작동시킨다. 간세포에서는 간세포의 표현형(phenotype)이 발현하고 뇌세포에서는 뇌세포의 표현형이 발현한다.

놀랍게도 이렇게 특화된 세포들은 고유한 특정 표현형을 계속 유지할 뿐만 아니라 딸세포들에게도 전달할 수 있다. 간세포가 분화하면 딸세포도 간세포가 되고, 신장 세포가 분화하면 딸세포도 신장 세포가 된다. DNA의 순서는 변하지 않지만 세포들은 신기하게도 자손 세포에게 전할 수 있는 정보를 획득한다. 무엇이 아직 알려진 것보다 밝혀야 할 것이 더 많은 이 신비를 통제하는가?

후성 유전 시스템(EISs, epigenetic inheritance systems)이 바로 이 정보를 전달한다. 후성 유전 시스템은 유전뿐만 아니라 생명체의 진화 자체를 이해하는 중요한 도구로 현대 유전학의 중심에 등장했다.

오늘날 발달 생물학자들은 이 시스템의 존재를 잘 알고 있고 인체 발달과 의학에 있어서의 중요성도 크게 생각한다. 최근에는 유전자의 돌연변이가 없더라도 후성 유전적인 변화에 의해 유전과 진화가 가능한 방법을 집중적으로 연구하고 있다.

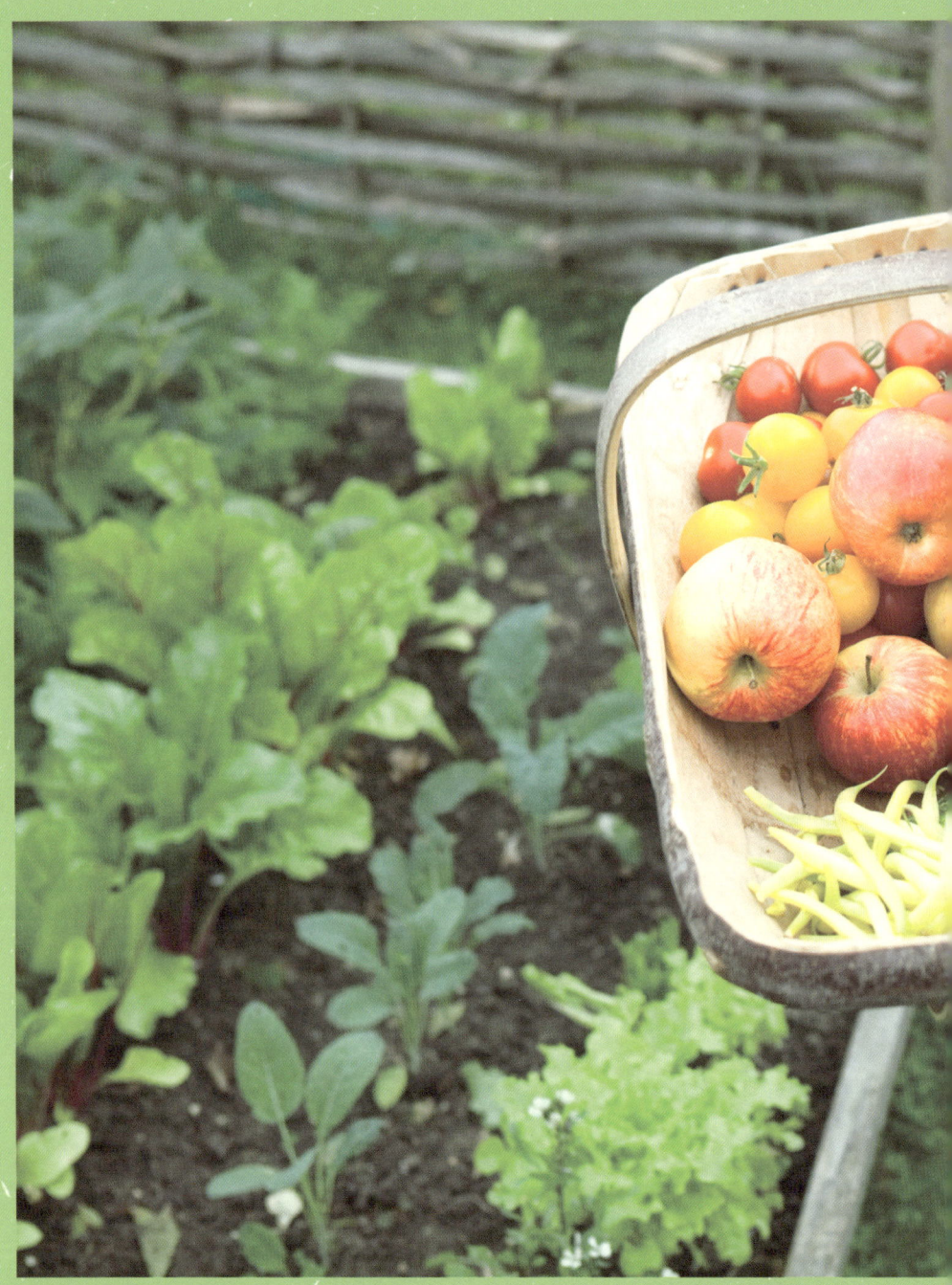

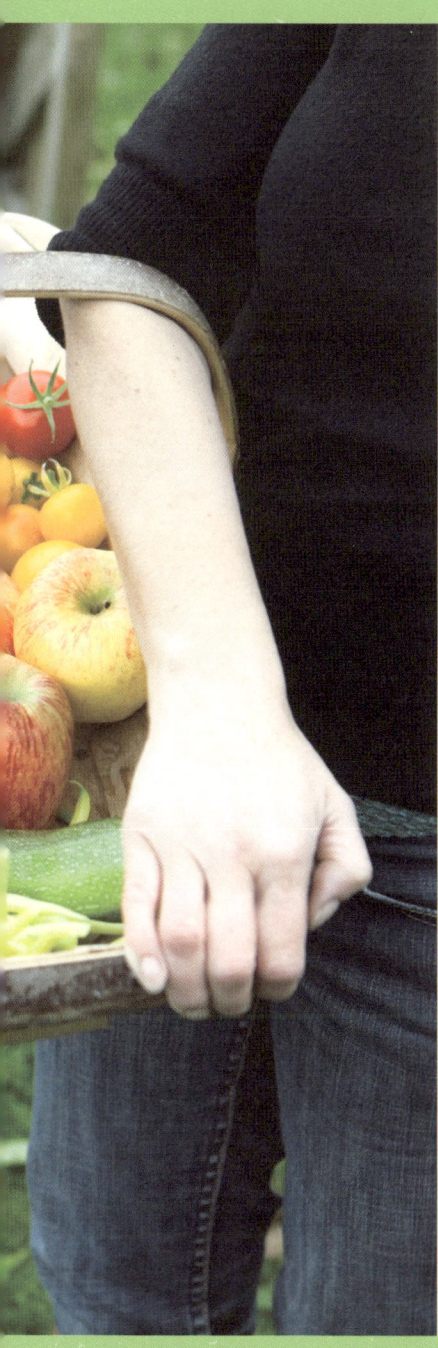

2부

다음 천년을 위한 약속

Choosing Life

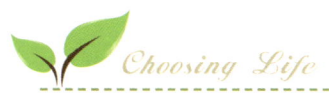

화학 물질이
당신을 공격한다   04

약도 못 쓰는 병

　일본 도쿄 근교에 사는 스기사키 요리코 씨는 사는 게 무섭다. 숨 쉬는 것조차 늘 불안하고 두렵다. 낮에는 인근 학교나 한적한 숲에서 시간을 보내고 오후 늦은 시간에야 집으로 돌아와 저녁을 준비한다. 음식 준비는 아주 고역이다. 연신 헛구역질에 눈물이 나고 눈이 매워 발을 동동 구른다. 식재료 속의 무언가가 그녀를 공격한다. '시간이 지나면 적응해 나아지겠지.'라고 여겼지만 순진한 생각이었다. 요리코 씨는 이른바 탄광 속의 카나리아 같은 존재다. 화학 물질 과민증에 걸렸기 때문이다.
　주변 환경 속의 화학 물질이 그녀를 공격한다. 심하면 목숨을 잃을 수도 있다. 음식 속에도 잔류 농약 등 화학 물질이 조금이라도 있으면 바로 반응을 한다. 아무리 주의를 기울여도 소용없다. 생명을 주는 음식마저도 진짜 독이 될 수도 있는데다가 이 병에는 약도 못 쓴다. 약도 화학 물질이니 잘못되면 치명적이기 때문이다. 생활이 될 리가 없다. 요리코 씨는 자신의 처지가 아직도 믿기지 않는다.

"저는 약을 쓸 수 없는 몸이 되었기 때문에 음식을 먹을 때는 맞는지 안 맞는지 조금 먹어 보고 혀가 붓거나 쓴맛을 느끼는지 확인한 후에 먹어요. 한번 먹어 보고 이상하다고 생각하면 두 번 다시 손도 대지 않아요.

과일도 굉장히 좋아했지만 피해요. 먹으면 호흡이 곤란해지고 쇼크가 옵니다. 쇼크를 억제하기 위해서 의사가 처방해 준 약도 알레르기 반응 때문에 못 씁니다. 쇼크가 심각해지면 전 죽을 수도 있어요."

비극은 그치지 않았다. 그녀의 딸 스기사키 노부코도 화학 물질 과민증 환자다. 교육 대학을 막 졸업하고 선생님이 되기 직전에 병이 생겼다. 걸핏하면 눈이 아프고 숨이 찬다. 마비, 두통, 불안감 때문에 정상적인 생활이 불가능해졌다. 교사가 되려면 임용 전 전염병을 막는 백신 주사를 맞아야 하는데 백신도 화학 물질이다. 그깟 주사 한 대지만 노부코에게는 목숨이 걸린 문제였다.

노부코는 한참을 망설이다 접종을 포기했고 선생님의 꿈도 사라졌다. 병도 병이지만 20대의

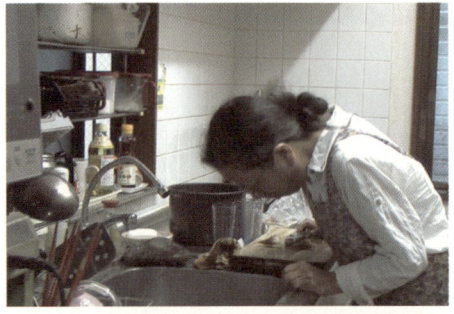

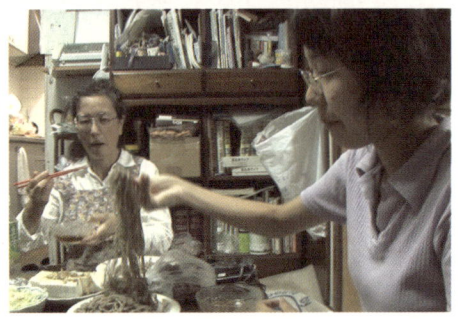

▲ 화학 물질 과민증에 걸린 모녀

꿈과 희망을 빼앗긴 현실이 더 믿기지 않는다.

"껌을 씹거나 사탕을 먹는 사람이 옆에 다가오기만 해도 기분이 나빠지고, 열이 나고, 등도 붓고 아픕니다. 주위에서 화장한 사람이 있거나 특히 옆에서 마스카라를 칠하면 냄새가 나서 도망쳐 버려요.

사회생활은 꿈도 꿀 수 없어요. 대학도 병이 악화되어서 제대로 다닐 수가 없었죠. 리포트로 출석을 대신하고 악착같이 공부해서 겨우 졸업했지만 취직도 할 수 없어요. 친구들은 모두 취직을 했는데 저 혼자 밤낮으로 헤매고만 다닙니다. 정말 화나고 서글퍼요. 어떻게 살아야 할지 막막해요."

모녀에겐 집조차 안식처가 아니다. 저녁 식사를 마치고 급히 밥상을 정리하더니 짐을 챙겨 집을 나선다. 집에서도 오래 있으면 눈이 안 보이고 호흡이 곤란하다. 오래 있으면 위장이 쪼그라들어서 뒤틀리는 느낌이 든다. 집도 두 번이나 새로 샀다. 내부를 싹 다 뜯어내고 개조를 했지만 엉뚱하게도 아래 집 하수도에서 올라오는 섬유 유연제 냄새가 문제가 됐다. 절박한 마음에 이웃을 찾아가 천연 세제를 사 주며 사용해 달라면서 사정했지만 사흘을 넘기기 힘들었다.

집에서는 잠도 잘 수 없어 바깥에 임시 거처를 만들었다. 모녀는 어둑한 밤길을 나서 인근의 한적한 주차장에 도착했다. 낡고 허름한 승합차가 모녀의 잠자리다. 집에서는 잠도 잘 수 없어 벌써 3년째 이렇게 살고 있다. 남편이 중고차를 사와 화학 물질을 배출할 수 있는 내장재는 모두 뜯어냈지만 몇 개월 동안은 타지도 못했다. 지금도 공기청정기를 켜고, 겨울에도 창문을 열어 놓은 채 잔다. 춥지만 어쩔 수가 없다. 문을 닫으면 화학 물질에 반응하기 때문이다. 멀쩡한 집을 두고 해야 하는 노숙 생활이 기막히지만 답이 없다.

언제쯤 모녀가 기막힌 생활을 마칠 수 있을지 기약할 수 없다. 아직 현대 의학의 어떤 의술로도 화학 물질 과민증을 치료할 수 없기 때문이다. 도시에서의 삶을 더 이상 버틸 수 없을 때 두 사람은 깊은 산골로 도망간다. 깨끗한 환경과 자연 음식들이 남아 있는 시골에서는 그나마 편히 숨을 쉬고 원기를 회복할 수 있다.

시골에선 예전의 평범했던 일상을 되찾을 수 있다. 이웃 농민들로부터 한두 개씩 얻어먹는 채소는 몸에서 아무런 반응도 일으키지 않는다. 농약이나 화학 비료 없이 옛날 방식 그대로 키웠기 때문이다. 모녀는 이런 음식만 먹어

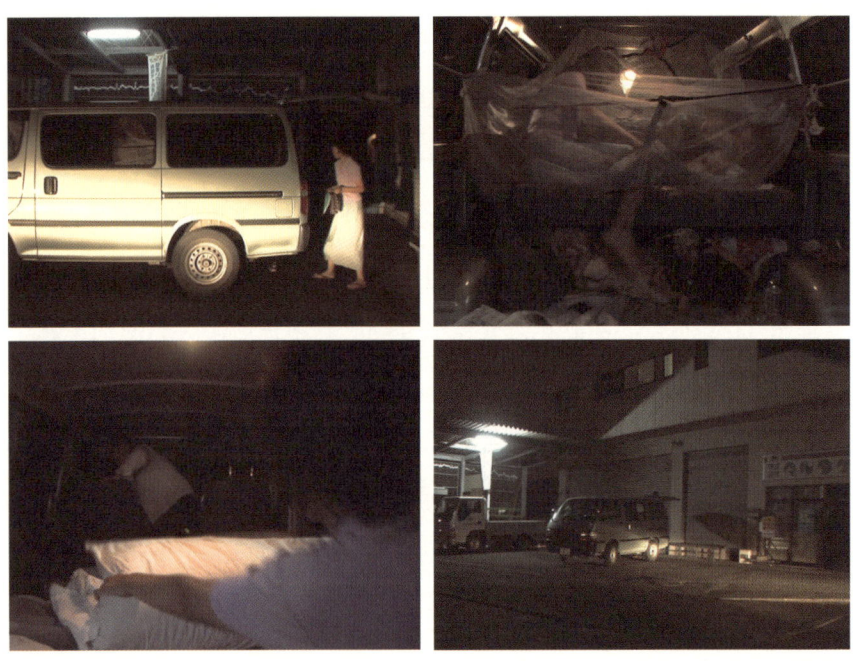

▲ 승합차에서 노숙 생활하는 모습

야 살아갈 수 있다.

"채소 고유의 맛을 느껴요. 굉장히 맛있어요. 시골 할머니들은 채소 씨앗부터 직접 채취한 세습 종자를 쓰거든요. 사 먹는 채소는 보통 종자 회사가 파는 씨앗을 쓰죠.

종자 회사는 씨앗이 썩지 않도록 화학 물질로 소독을 합니다. 시골 할머니들은 대대로 물려받은 씨앗을 받아 채소를 기르니까 정말 씨앗부터 완전한 무농약이죠. 저희가 안심하고 먹을 수 있는 유일한 음식입니다."

참 예민한 사람이라고 생각할 수도 있지만 진실은 정반대일 수도 있다. 일본 화학 물질 과민증 전문의인 미요시 모토하루 박사는 오히려 보통 사람들이 '화학 물질 둔감증'을 앓고 있다고 말한다. 요리코 씨와 같이 화학 물질에 과민한 반응을 보이는 사람들이 예민하거나 비정상적인 게 아니라 화학 물질에 포위되어 살면서도 자각 증세를 느끼지 못하는 이들이 문제라고 지적했다.

"화학 물질 과민증은 알레르기와 같은 몸의 방어 반응입니다. 미량의 화학 물질로도 발병할 수 있습니다. 병이라고 보면 좋지 않지만 다른 관점에서 보면 화학 물질에 거부 반응을 보이는 힘이 있기 때문에 생기는 거죠. 적어도 몸의 방어 반응 체계가 건재하다는 뜻이죠."

'방어 반응이 강한가, 약한가, 적절한가'라는 판단의 문제가 남아 있지만 이런 환자들이 이상하다고만 볼 일은 아니다. 화학 물질 과민증은 화학 물질을 기피해 미래에 암이나 기타 큰 병에 걸릴 위험을 줄일 수 있기 때문이다. 인체의 통증 반응이 위험을 회피하는 행동을 유발해 생존율을 높이는 것과 같은 이치다. 일종의 진화적인 적응에서 비롯되는 행동이다. 모토하루 박사는 아무것도 느끼지 못하는 대부분의 사람들이 괜찮은 게 아니라 오히려 더 위험한 길로 빠져들면서도 알아차리지 못하는 '둔감증'에 빠진 거라고 경고했다.

"화학 물질 과민증은 인류에 대한 경고입니다. 앞으로 화학 물질이 점점 더 늘어나면 인류 전체가 화학 물질 오염으로 인한 고통을 감당해야 할 겁니다. 화학 물질 과민증이 아니라 암이나 생각지도 못했던 무서운 질병이 닥칠지도 모릅니다. 무서운 일입니다. 지구 전체가 오염되는 상황에서 안전한 사람은 없습니다."

그런데 화학 물질로 인한 병도 유전이 될까? 유전이 되면서 그 효과가 증폭되어 다음 세대에게 더 심한 고통을 가하며 괴롭힐까? 아직은 모른다. 화학 물질 과민증은 비교적 최근에 인식된 질병으로 후세대의 삶까지 힘들게

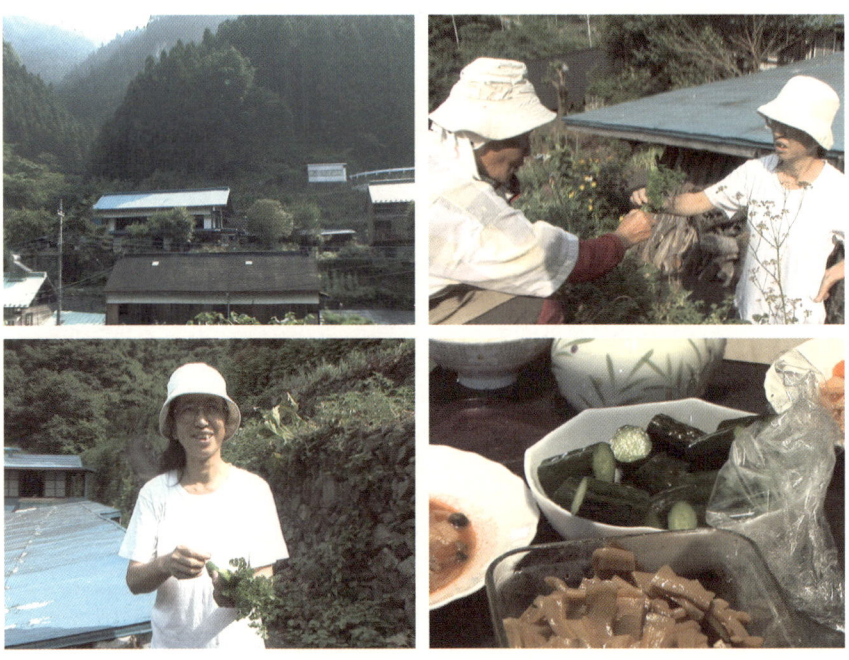

▲ 시골의 깨끗한 환경과 자연 음식을 통해 원기를 회복한 모습

할 재앙이 될지 장담하기엔 이르다. 그러나 화학 물질 등 오염된 현대 문명의 폐해가 세대를 넘어 전달될 가능성을 제기하는 관련 연구들은 섬뜩한 징조를 경고한다. 많은 사람들은 재앙이 임박했다는 예언을 믿기 어려워한다. 더군다나 무엇이든 당장 보고 듣고 만져야 직성이 풀리는 현대인에게 인체의 깊고 외진 저 아래쪽에서 소리 없이 움직이는 유전자 차원의 변화는 더 먼 이야기다. 하지만 일단 재앙이 실제로 들이닥칠 땐 당신이 예언을 믿었든 믿지 않았든 별 차이 없을 것이다. 눈을 크게 뜨자. 우리는 지금 위험하다.

삼대를 불행하게 하는 환경 호르몬

후성 유전학은 음식뿐만 아니라 우리 주변의 환경 문제 전반을 새롭게 봐야 한다고 지적한다. 왜냐하면 음식뿐만 아니라 농약, 환경 호르몬, 공해 등의 환경 오염도 유전자의 활동에 영향을 미치기 때문이다. 오염 물질이 호흡을 통해서든 피부로 스며들든 세포로 들어가 미묘한 신호를 보내 유전자의 활동을 교란시키는 작용을 하기는 마찬가지다.

미국 워싱턴 주립 대학 생물학과의 마이클 스키너 교수도 우연히 유전의 근본적인 원칙이 뒤바뀌었음을 발견했다. 연구실에서 무심코 살충제와 살균제에 노출된 두 마리 쥐로 번식을 시도했는데 태어난 쥐들의 정자 수가 크게 줄어들었다. 수컷 쥐의 90퍼센트가 정자 수가 줄었을 뿐만 아니라 정자 생산도 비정상적이었다. 나머지 10퍼센트는 불임이었다. 이런 현상은 대를 이어서 그대로 전해졌다. 직접 독성 화학 물질에 노출된 적이 없는 3, 4대의 수컷들까지 질병을 물려받았다. 살충제와 살균제도 돌연변이를 일으키지는 않았지만 유전자가 작동하는 방식에 영향을 주는 후성 유전적 경로에 침투해서 변화를 일으켰다.

치명적인 위협이 아무런 죄도 없는 후대에게도 고스란히 전해지는 이 현상은 돌이키기 힘들며 모든 종의 장기적인 생존을 위협할 수 있다. 실험에 사용된 화학 물질은 농경지에서 흔히 살포되는 일반 살충제다. 실험용 쥐를 대상으로 얻은 결과이지만 인간에게도 적용될 가능성이 조심스레 제기되고 있다. 이 연구가 현대 사회를 살아가는 우리에게 던지는 의미와 파장은 크다. '화학을 통한 보다 나은 삶'이 우리의 일상을 지배하기 때문이다.

2008년 9월 미국 워싱턴 DC에서 과학자들이 모여 이 거대하고 복잡한 문제를 다루었다. 이들은 우리가 살아가는 환경과 먹는 음식에 들어 있는 화학 물질이 유전자의 상태를 바꾸어 다양한 질병과 장애를 일으킬 가능성에 대해 토론했다. 화학 물질에 대한 오염도 결국엔 당뇨, 천식, 암, 비만에 영향을 미친다는 증거들이 속속 나왔다. 과학자들은 국가가 산업체에서 현재 사용하고 있는 화학 물질들의 효과와 부작용에 대한 검사를 대대적으로 실시해야 한다고 입을 모았다.

어쩌면 기후 온난화보다 화학 물질로 인한 '유전자 붕괴'가 인류가 당면한 더 큰 문제일지도 모른다. 듀크 대학의 후성 유전학자 랜디 저틀 교수는 하루 빨리 화학 물질이 야기하는 후성 유전학적 영향을 검증해야 한다고 강조한다.

저틀 박사는 특히 음식을 포장할 때 사용하는 플라스틱 용기에서 흘러나오는 **비스페놀 A**(BPA)라는 환경 호르몬(내분비계 장애 물질)에 대해 경고했다. 그의 실험실에서도 화학 물질 비스페놀 A가 후성 유전적 효과를 일으킨다는 사실을 확인했기 때문이다.

"어미 쥐를 플라스틱을 만들기 위해 쓰이는 환경 호르몬 비스페놀 A 화합물에 노출시키자 태어난 새끼 쥐들의 털 색깔 분포가 노란색 쪽으로 이동했습니다. 영양이 심각하게 부족했을 때 일어나는 현상과 같았지요. 즉 당뇨, 암, 비만에 쉽게 걸리는 약한 노란색 새끼 쥐들이 태어난 겁니다. 놀라운 일이었습니다."

> ● 단단하고 가벼운 플라스틱 용기에 주로 사용되는 화학 물질로 투명하게 만들 수 있기 때문에 식품이나 음료수 용기, CD 등을 만드는 데 사용된다. **비스페놀 A**로 만든 제품을 강력한 세제를 사용해서 세척하거나 산성 또는 고온의 액체 속에 넣으면 녹아 나올 수 있다. 이렇게 녹아 나온 비스페놀 A는 인체 내에서 에스트로겐으로 작용할 수 있다는 주장이 제기되면서 안전성에 대한 논란이 계속되고 있다.

비스페놀 A는 매년 엄청난 양이 생산된다. 플라스틱 음료수병, 음식 통, 젖병, 컵, 캔 등 일상생활 용품을 제조할 때 광범위하게 사용된다. 비스페놀 A는 열을 가하거나, 알코올에 노출하거나, 전자레인지로 데우거나, 강력한 세정제로 닦을 경우 녹아서 음식이나 음료에 섞일 수 있다. 이 치명적인 화학 물질에서 자유로운 사람은 없다. 비스페놀 A는 물, 공기, 먼지에서도 검출이 되고 심지어 우리 몸속에서도 발견된다. 미국인의 95퍼센트 이상이 몸속에 비스페놀 A가 있다는 연구도 보고되었다.

태아와 어린이는 특히 더 위험하다. 아이들은 화학 물질 노출에 더 위험할 뿐만 아니라 어른보다 더 많이 체내에 비스페놀 A를 축적한다. 아이들은 먹고 마시고 숨 쉬는 것에 비해 상대적으로 체중이 적고, 화학 물질을 흡수하고 대사를 시키는 방식이 어른들과 다르기 때문이다. 유아용품 중에도 비스페놀 A를 쓰는 제품이 있다. 플라스틱 젖병에 우유를 붓고 전자레인지에 놓고 데우면 플라스틱과 함께 비스페놀 A가 우유에 녹아 들어갈 수 있다.

화학 물질에 노출되는 시기도 문제가 되는데 특히 자궁 안에서나 출산 직후의 시기가 중요하다. 이때 화학 물질에 노출되면 질병에 대한 취약성이 크게 높아지기 때문이다. 이런 취약성은 오랜 기간 심지어 몇 십 년이 지나도 남을 수 있고 인체의 장기, 호르몬, 생체 시스템에 부정적 영향을 남길 수도 있다.

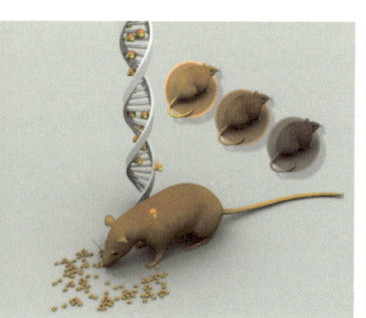
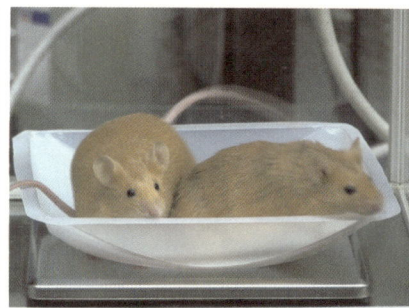
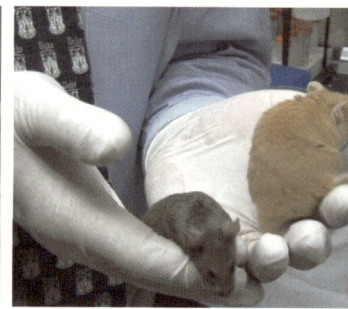

▲ 비스페놀 A에 노출된 어미 쥐에게서 태어난 노란색 쥐

일부 화학 물질은 후성 유전적 작용을 하는 메틸기가 유전자와 상호 작용하는 경로를 공격해 부적절하게 스위치를 끄거나 기능을 변화시키는 것으로 추정된다. 또 억지로 염색체의 일부를 풀어서 활동하지 말아야 할 유전자의 스위치를 켜기도 한다. 특히 그 유전자가 한창 활동을 해 중요한 역할을 해야 할 시기에 이런 일이 벌어지면 인체에 큰 타격을 준다. 유전자가 꺼지면 더 이상 단백질을 생산하지 않는다. 필요한 단백질이 생산되지 않으면 세포의 기능이 변질되거나 멈춘다. 단백질이 인체 내의 일꾼으로서 모든 활동을 조절하기 때문이다. 이런 경우에 인체는 원래 해야 할 일을 멈추고 부적절하고 엉뚱한 일을 할 수도 있다.

유전자를 바꾸는 환경 오염

차가 지나간다. 매캐한 냄새가 코를 찌르면 하루 종일 기분이 나쁘다. 기분뿐만 아니다. 대기 오염은 엄마 배 속 아기의 유전자에도 영향을 미친다. 미국 신시내티 환경 유전 센터는 뉴욕 시에 사는 아이들 중 자궁 내에서 높은 수치의 **다환 방향족 탄화수소**(PAHs)에 노출되었던 아이들을 연구했다. 이 물질은 차량에서 연료를 태울 때 생긴다. 연구팀은 뉴욕 맨하탄 북쪽과 브롱크스 남쪽 지역에서 사는 여성이 낳은 아기 쉰여섯 명의 탯줄 혈액을 분석했다. 두 지역은 교통량이 많아 공기가 아주 탁한 곳으로 이곳에서 태어난 아기들은 천식에 걸릴 확률이 확연히 높았다.

이 지역 아기들의 유전자는 공기가 깨끗한 지역에서 태어난 아기들의 유전자와 달랐다. 차이를 보인 것은 'ACSL3'라는 유전자로, 폐에 있는 이 유전자가 변하면 5세 이전에 천식에 걸리기 쉬운 체질로 바뀐다. 뉴욕 시의 아이들은 ACSL3 유전자 메틸화 비율이 높은 반면 오염 물질에 노출되지 않은 아이

> **다환 방향족 탄화수소(PAHs)** 화학 연료나 유기 물질이 불완전 연소되는 과정에서 생성되는 부산물로 음식물을 300도 이상 고온으로 가열할 때에도 생성된다. 현재까지 200여 종이 알려져 있는데 미국 환경 보호국(EPA)은 이들 중 열여섯 종을 유해 물질로 선정했다. 주로 산업장의 연기와 자동차의 매연, 담배 연기, 난방을 위해 사용되는 석탄의 연소 배출물 등을 통해 발생하며 화산이나 화재 등으로 생기기도 한다. 일반인들은 주로 대기 오염과 흡연에 의해 노출되고, 가열 조리·가공 과정에서 PAHs가 생성된 식품이나 PAHs에 오염된 어패류, 농산물 등을 섭취해서 노출되기도 한다.

들은 메틸화를 보이지 않았다. 비정상적인 메틸화 패턴이 천식을 유발할 가능성이 높다는 결론이다. 이 발견은 최근 전 세계적으로 천식 발병률이 가파르게 상승하고 있는 원인을 짐작하게 한다. 그동안 대기 오염 지역에 사는 어린이들의 천식 발병률이 높다는 것은 알려졌지만 대기 오염이 배 속 아기의 유전자에도 영향을 준다는 사실은 충격적이다. 현재 뉴욕 시에 사는 아동의 25퍼센트가 천식을 앓고 있다.

중금속도 마찬가지로 유전자에 영향을 미친다. 예를 들어 발암 물질로 알려진 니켈, 크롬, 비소는 독성이 강하기도 하지만 후성 유전학적인 효과를 야기한다. 이 중금속들도 DNA 메틸화를 증가시켜 유전자를 끄는 역할을 하는데 중금속에 노출된 세포는 성장을 조절하는 유전자에 이상이 생겨 기능이 바뀌면서 암세포로 변한다.

미국 환경 보호국은 이미 화학 물질 성분들의 후성 유전학적인 효과를 점검하는 연구를 시작했다. 점검해야 할 화학 물질이 8만여 개에 이르며 이 수는 하루가 다르게 늘어나고 있어 쉬운 일이 아니다. 저틀 박사는 이러한 연구의 어려움을 지적했다.

"비스페놀 A가 사람 몸에 들어

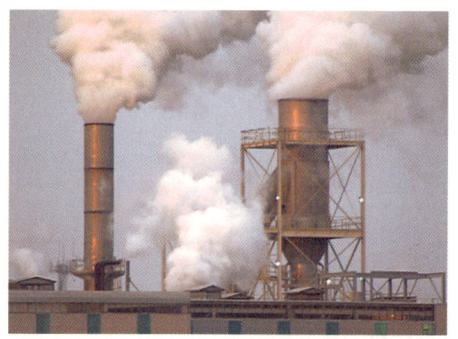
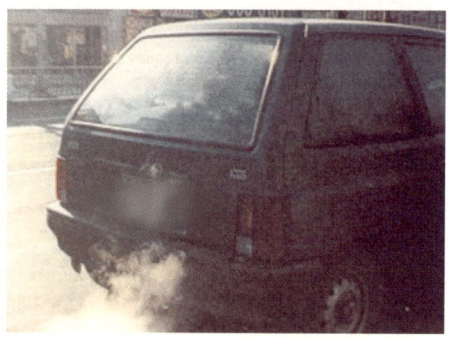

▲ 유전자에 영향을 주는 대기 오염 물질

가서 아무런 문제도 끼치지 않는다고 말하기는 어렵습니다. 왜냐하면 우리가 그 영향을 직접적으로 측정할 방법이 현재는 없기 때문이죠. 정확하게 검증하려면 20~30년 후에 암이나 심장 질환이 증가했다는 사실을 확인해야 하지만 이런 멀리 떨어진 사건들의 인과 관계를 확립하는 건 아주 어려운 일입니다."

후성 유전학적 효과가 발현되는 시간 단위가 한 세대를 넘어서기 때문에 문제는 더 복잡해진다. 심장 발작 환자들의 경우, 지난해 혹은 몇 달 전에 어떻게 살았는지 어떤 환경에 노출되었는지보다 자궁 내에서 혹은 출산 직후 어떤 환경에 노출되었는가가 더 중요할 수도 있다.

우리의 처지를 생각해 보자. 우리가 먹는 음식은 농약에 오염되었고 영양소는 부족하다. 가공식품에는 온갖 화학 물질이 들어가고 이런 물질들 중에는 비스페놀 A처럼 후성 유전적 작용을 할 수 있는 물질도 여럿이다. 또한 도시의 대기는 다환 방향족 탄화수소와 같은 오염 물질로 가득하다. 니켈, 카드뮴, 크롬 등의 중금속으로부터도 자유롭지 않다.

우리는 화학 물질의 바다를 헤엄치며 살아간다. 게다가 독성 화학 물질은 쉽게 분해되지도 않아서 DDT처럼 지금은 사용이 금지된 물질도 완전히 사라지진 않았다. DDT의 사용이 금지된 이후에 태어난 아이들의 피에도 DDT 성분이 남아 있다. 사용이 금지되었을 뿐 완전히 분해되어 없어진 것은 아니기 때문이다.

우리는 지금까지 가능한 모든 경로를 통해 유전자에 좋지 않은 영향을 줄 수 있는 일을 해 온 것이다. 온갖 악재가 겹쳐 거대한 재난이 산사태처럼 들이닥치는 대재앙의 시나리오가 착착 진행되는 듯하다. 그것도 바로 우리 내부 깊숙이 가장 신성한 생명의 정보 체계가 활동하는 차원에서 벌어지는 일이다.

> **DDT(Dichloro-Diphenyl-Trichloroethane)** 원래 명칭은 다이클로로다이페닐트라이클로로에테인으로 강력한 살충 효과와 제초 효과로 유명한 살충제이다. 제2차 세계대전 때 각종 질병을 일으키는 모기와 곤충의 구제에 사용되었고 전쟁이 끝난 뒤에는 농업 분야에서 살충제로 쓰였다. 그러나 인체의 지방 조직에 축적되어 잔류 독성을 나타내는 유해성이 알려지면서 1972년 미국에서 사용을 중단하였고 이후 전 세계적으로 농작물에서 사용을 금지하였다. 현재 제조와 판매, 사용을 전면적으로 중단했으나 인체에서는 여전히 DDT 성분이 검출되고 있다.

마치 고문대 위에 유전자를 올려놓고 최선을 다해 괴롭혀 온 것 같다. 병이 나는 건 어찌 보면 당연해 보이고 그나마 현재 상태라도 유지하는 건 위대한 생명의 힘이 안간힘을 쓰며 버텨 낸 덕분이라는 생각이 든다. 이 생명의 힘에 언제까지 기댈 수 있을까?

'환경의 위기'는 구체적으로는 개개 생명체의 고통과 죽음으로 나타난다. 이때도 아이들과 여성들이 가장 큰 희생양이다. 일단 새로운 생명 자체가 이전보다 훨씬 적게 태어날 수 있으며 태어난 생명도 질병으로 빨리 죽을 가능성이 높다. 아이들이 잉태되는 순간부터 환경 속의 여러 가지 유해 물질이 유전자가 정상적으로 발달하지 못하게 하고 어딘가 이상이 생기게 할 수 있다. 상태가 심각하면 기형아가 되거나 자연 유산이 될 것이다. 그러나 정상적으로 태어난 아이들도 당장엔 알 수 없는 잠재적 위험을 안는다. 생명력이 강한 어릴 시절에는 부실한 부분이 있어도 버티는 힘도 세기 때문에 그럭저럭 문제를 넘길 수도 있을 것이다. 그런데 나이가 들면 누적된 유해 요인이 한꺼번에 불거질 수 있다. 그때는 이미 손을 쓸 방법이 없을 것이다. 시간을 거꾸로 되돌리는 약은 없다.

일단 건강한 먹을거리로 균형 잡힌 식단을 짜 생활부터 바꾼다면 변화는 가능하다. 환경의 변화를 그대로 감지하고 고스란히 담아내는 후성 유전체가 언제나 활동하고 있기 때문이다. 우리가 유전자를 아예 바꿀 수는 없지만 이로운 유전자를 깨우고 지금 엇나간 유전자를 잠시 꺼 두는 것은 얼마든지 가능하다.

후성 유전체는 다세포 동물이 단기적으로 환경에 적응하는 장치이다. 후성 유전물질은 환경에 의해 변할 수 있는 가변적인 매체다. 유전자 정보가 바뀌고 자연에서 선택되는 과정은 수백만 년이 걸리는 매우 느린 진화지만, 후성 유전물질은 우리 몸이 변화된 환경에 재빨리 적응할 수 있도록 유전자에게 속삭인다. "우리 조금만 자리를 바꾸어 문제를 잘 해결할 수 있는 친구가 활동하게 하자." 이것은 살아남기 위한 본능이다. 생명체는 생존과 번식을 위한 어마어마한 계략을 가지고 있다. 우리는 그 계략을 잘 살려 주면 된다.

좋은 변화에 주저하는 사람들을 위한 적절한 우화가 있다.

옛날 현명한 왕이 명령했다. "저 민둥산은 보기에도 좋지 않고 해가 될 터이니 지금 당장 나무를 심으시오."

세상 물정에 밝은 신하가 난색을 표했다. "나무가 자라 혜택을 보려면 백 년 이상은 족히 걸립니다."

그러자 왕이 말했다. "그러니 하루라도 더 빨리 심어야지!"

인간도 자연의 한 조각, 오래된 본성을 되살리자

　원시림의 나무 하나가 쓰러진다 하여 그 생태계가 무너지지 않듯이 몸속의 세포 하나가 탈이 난다 하여 사람이 갑자기 병들지는 않는다. 둘, 셋이 쓰러져도 괜찮을지 모른다. 그러나 일정한 한계치를 넘으면 느닷없이 병마가 찾아온다. 화학 물질이 환경에 가하는 스트레스도 마찬가지다. 문제는 선을 넘으면 갑자기 터진다. 그렇다면 오염된 환경이 인체에 가하는 압박도 별 다를 바 없을 것이다. 역으로 건강을 회복하는 일도 동일한 과정을 상상할 수 있겠다. 인체는 한 끼 밥을 잘 먹거나 보양식을 한꺼번에 먹는다고 해서 갑자기 원기 왕성한 상태로 돌변하지 않는다.

　건강을 위해 우리는 가능한 모든 방법을 동원해 나무 한 그루, 풀 한 포기를 아끼고 사랑하여 지구를 지키는 것과 같은 감성과 지혜를 동원해야 한다. 대자연 혹은 원시림을 마주할 때 인간이 느끼는 깊은 울림, 생명에 대한 경이는 어쩌면 우리 내부의 거대한 숲이 더 큰 자기를 인식하는 숭고한 춤일지도 모른다. 생명의 느낌은 가장 정교한 인식이다.

　후성 유전학은 오래된 본성을 되돌릴 수 있는 새로운 통찰을 제공하는 과학이다. 우리 안에 자연이 있다. 화학 비료나 농약을 주지 않아도 본성만 살려 주면 식물이 무럭무럭 잘 자라듯이 우리의 세포도 자연을 원한다.

　건강한 환경의 생명력이 온전하게 싱싱한 채소로 압축되고 그 압축된 세상의 소식이 고스란히 후성 유전체를 통해 세포에 전달되는 모습을 상상해 보자. 인간도 자연의 한 조각이니 생멸의 과정 전체를 자연과 분리하여 생각할 수는 없을 것이다. 자연이 인간을 조각한다. 인간이 자연을 정복하고 가공한다는 생각은 망상일 뿐이다.

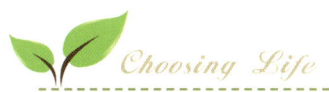

음식 속의 스트레스도
함께 먹는다

05

농업의 미래를 가로챈 거대 농산업체

2009년 9월 아르헨티나 산타페주 산 로렌소 광장에 농부들이 모였다. 이들은 아르헨티나의 농업 기반을 파괴하고 먹을거리 안전을 위협하는 현대의 집약적인 농작물 생산 방식이 사람을 죽이고 있다는 절박한 현실을 세계에 고발할 참이었다.

"죽음의 열차를 멈춰라! 농약은 그만! 유전자 조작도 그만! 더 이상 죽이지 마라!"

아들을 잃은 한 어머니는 '당신을 위해, 당신의 자식을 위해, 당신 자식의 아이를 위해'라는 문구가 적힌 피켓을 높이 치켜들었다.

"제 아이는 농약 때문에 죽었습니다. 하지만 아직 끝나지 않았습니다. 우리는 투쟁을 계속할 겁니다. 이미 죽은 우리의 아이들만이 아니라 살아 있는 다른 아이들을 위해 그리고 이러한 상황을 바꾸기 위해 끝까지 싸울 것입니다."

지금 무슨 일이 벌어지고 있는 것일까? 무엇이 아르헨티나의 순박한 농부들을 거리로 내몰았을까? 지금 이곳에서 벌어지는 일은 우리와 상관없는 일일까? 무엇이 묵묵히 일만 하던 농부들을 길거리의 투사로 만들었을까?

농약 살포사였던 파비안 토마시 씨는 농약 때문에 삶이 완전히 무너져 버렸다. 그의 상태는 얼핏 보기에도 심각하다. 늘 달고 사는 약 덕택에 간신히 생명을 이어가기는 하지만 약을 먹는 간단한 일조차도 쉽지 않다. 물만 마셔도 한참 동안 기침이 나는데 기침마저 힘이 하나도 없다. 가만히 앉아 있어도 다리는 저절로 떨리고 얼굴엔 표정이 서서히 사라져 가는 희귀한 증상까지 나타났다. 손의 감각이 사라지고 나무토막처럼 굳은 손에선 진물이 끊이질 않는다. 그는 죽어 가고 있다.

"피부 사상균증을 앓고 있습니다. 농약에 노출되어 생기는 병이죠. 농약은 운동 신경을 망가뜨립니다. 관절에 염증이 생겨 제대로 걸을 수 없습니다. 그런데 이런 것들은 눈에 보이기나 하죠. 몸속은 더 합니다.

위장 위로는 전부 근육 쇠약증을 앓고 있습니다. 폐나 심장 같은 기관도 근

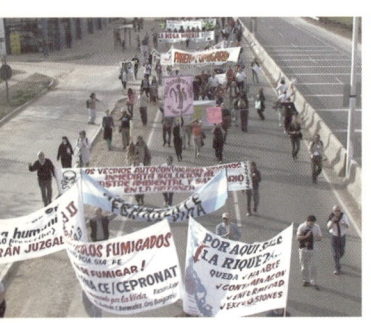
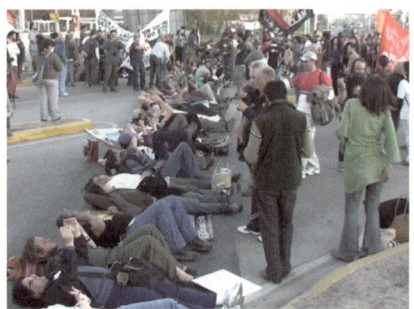
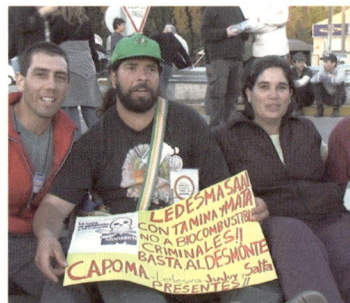

▲ 아르헨티나의 농약 반대 시위

육이 있습니다. 생각해 보세요. 제 몸속 상태가 어떻겠습니까? 음식을 삼키면 항상 코로 음식 찌꺼기가 올라옵니다. 식도도 제 맘대로 움직일 수가 없어 음식을 서서 먹어야 합니다."

토마시 씨의 몸은 폐허다. 한번 상처가 나면 2~3년씩 아물지 않는다. 발도 늘 진물이 흐르고 서서히 썩어들어 가고 있다. 몸 군데군데 묻어 있는 하얀 가루는 약이 아니라 몸이 독소를 밖으로 내보내기 위해 밀어내는 칼슘 성분이다. 걷다가 스치기라도 하면 온몸이 통곡을 한다. 송곳으로 찌르는 듯한 통증과 함께 몸은 이상하게 뒤틀렸다. 근육이 사라지면서 등이 굽어 버렸다.

아내는 병든 남편을 떠나 버렸고 어린 딸이 그를 돌본다. 오래된 사진첩 속 환한 미소를 짓는 건강한 사내의 모습은 불행을 더 안타깝게 만든다. 농약을 살포하는 비행기 조종사였던 토마시 씨는 땅이 넓은 나라에 대규모로 농약을 뿌려 대다 어느새 중독이 된 것이다.

그는 콩 농사에 쓰인 농약에 중독됐다. 문제의 콩은 보통 종자가 아니라 유전자가 조작된 이른바 **GMO**(유전자 조작 작물) 콩으로 농약을 뿌려 대야 하는 종

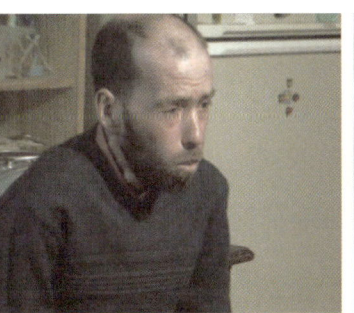
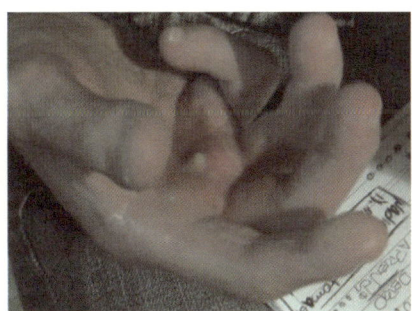
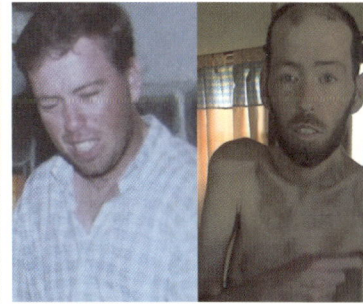

▲ 농약에 중독된 파비안과 건강했던 과거의 모습

> **유전자 조작 작물(GMO)** GMO는 원래 '유전자 변형 생물체(genetically modified organisms)'의 약자이나 주로 농작물을 대상으로 하기 때문에 유전자 조작 작물이라고 부른다. 생산성과 상품의 질을 좋게 하기 위해 본래의 유전자를 변형시켜 만든 농산물을 보통 GMO 식품이라고 한다. 질병에 강하고 소출량이 많은 작물을 얻고자 만들어졌으나 GMO 품종으로 인한 생태계 교란과 인체 유해성에 대한 문제가 끊임없이 제기되고 있다. 우리나라에서는 현재 콩, 옥수수, 콩나물, 감자 등에 대해 유전자 조작 여부를 표시하도록 하고 있다.

자였다. 애초에 이 콩은 농약을 적게 뿌리게 고안됐다. 잡초들을 단숨에 없애 버리는 강한 성분이 들어 있는 농약을 쓰지만 콩은 살아남을 수 있게 만들었기 때문이다.

"콩의 유전자를 변형해 제초제인 글라이포세이트(glyphosate)에 저항할 수 있도록 만들어서 콩 주변의 것들은 싹 죽어 나가도 콩은 절대 죽지 않게끔 만들었습니다. 이 지역의 콩밭에 가 보면 콩만 잔뜩 자랍니다.

마치 완벽한 세상 같죠. 푸른색이 가득합니다. 잔디도, 잡초도 보이지 않습니다. 소름 끼치는 완벽한 풍경이죠. 이건 강요된 기술이고 해로운 기술입니다."

농약을 조금만 쓰고도 편리하게 농사를 지을 수 있다는 유전자 조작 업체의 주장을 자연은 비켜갔다. 잡초들이 제초제 성분에 저항력이 생겨 더 많은 제초제를 뿌려야 하는 악순환이 시작됐다. 업체는 GMO 작물이 농약의 사용을 줄일 것이라고 장담했지만 반대로 농약 사용량은 열 배나 늘었다. 아르헨티나 농촌 지역 모임의 대표인 호르헤 룰리 씨는 치를 떨었다.

"우리나라는 완전히 농약에 목욕을 하고 있는 셈입니다. 아르헨티나 인구가 3700만 명 정도 되는데, 대략 국민 1인당 10리터 정도씩 농약을 사용하고 있습니다. 이런 독극물은 대지에 배어들고, 나무에 스며들고, 물로 흘러갑니다. 우리가 먹는 음식에도 침투합니다. 없는 곳이 없죠."

물론 농약을 쓰면서 생산성이 좋아지기는 했다. 그래서 살충제를 쓰고 새로운 기술을 받아들였고 농부들은 예전의 자연적인 기술과 가치를 시대에 뒤떨어졌다며 버렸다.

자연은 사람을 가리지 않는다. 평범한 일꾼에 불과했던 토마시 씨는 가장 잔인한 방식으로 희생됐다. 농약 취급 시 주의점을 알려 줬어야 할 기업은 노동자들을 방치했다. 업체는 농약의 독성에 대한 충분한 경고를 하지 않았고 일꾼들은 심지어 농약 통에 먹을거리를 담고 다니기까지 했다.

농약의 피해를 입은 사람은 토마시 씨만이 아니다. 비행기로 농약을 뿌려 댔으니 주변의 이웃에게도 피해가 갔다. 함부로 버린 농약은 문제를 더 크게 만들었다. 농약이 강물로 흘러 들어갔고, 사람들은 너나없이 농약에 노출됐다. 곧 재앙이 몰려왔다. 마을에 사는 평범한 주민들은 바람에 날린 농약 때문에 호흡기에 심각한 문제가 생겼다. 집 밖으로 나갈 땐 방독면까지 꼭 챙겨 쓰지만 숨 쉬기조차 쉽지 않다. 화학자들이 사용하는 필터가 들어 있는 특수 방독면을 써야 겨우 호흡을 할 수 있다.

이런 비극을 남의 일만으로 넘

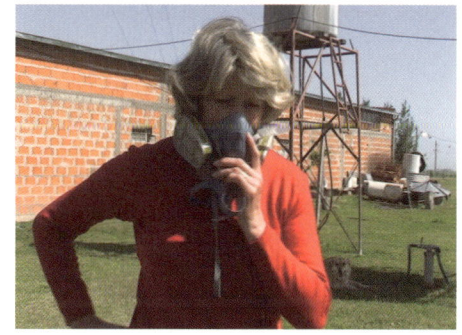
▲ 농약 때문에 호흡기에 문제가 생긴 주민

기기에 세계는 너무 좁아졌다. 우리나라도 콩기름의 70퍼센트를 아르헨티나에서 수입한다. 그런데 가공 과정을 거친 콩기름에서도 잔류 농약이 검출된다. 세계화 시대에 아르헨티나의 농약 문제는 바로 우리의 문제이다. 토마시 씨의 경고도 절박하다.

"여기서 생산하는 콩을 한국에서도 많이 소비하고 있습니다. 조심하세요. 가공 과정을 거친 콩에서도 농약 성분이 검출됐습니다. 당신들이 먹고 있는 콩은 안전하지 않습니다. 씨앗과 여러분들이 많이 먹는 두부, 콩기름 등에 얼마나 독극물이 들어 있는지 확실히 알 필요가 있습니다. 아무리 가공을 많이 해도 씨앗 안의 독성은 사라지지 않습니다."

아르헨티나 북부 코르도바도에서는 마을 전체가 돌이킬 수 없는 절망에 빠졌다. 어머니회 대표가 펼쳐 놓은 마을 지도 위에는 빨간색 딱지가 가득 붙어 있다. 암 환자가 발생한 집을 가리키기 위한 표시였다. 마을이 밭에서 가까워 특히 피해가 심했다. 한 집 걸러 암 환자가 생겼고, 사람들이 죽어 나갔다. 평화로웠던 마을이 암 마을이 되어 버렸다. 가장 연약한 아이들에게 이 무서운 재앙은 더 가혹했다. 처음 보는 낯선 증상들이 나타났고, 겉으로 드러나는 문제뿐 아니라 심각한 기형을 가진 아이들이 늘었다. 출산일이 장례일이 되는 기막힌 일도 벌어졌다.

망가진 건 사람만이 아니다. 땅도 생명을 잃었다. 비옥했던 땅이 지금은 황무지다. 콩을 대규모로 단일 경작하면서 땅의 영양분이 고갈됐기 때문이다. 대지는 사막처럼 변했고 땅은 굳어 버려 물조차 스며들지 않는다. 넓고 비옥했던 땅을 바탕으로 큰 이익이 남는 장사를 하던 기업들은 떠나고 이제 영양분이 고갈된 땅과 병든 사람만 마을에 남았다.

콩의 대규모 단종 재배는 땅을 죽인다. 콩을 단종 재배하면 질소가 콩 뿌리 근처에 몰리게 되는데 이런 과정이 지나치면 질소가 땅에서 빠져나가고, 결국 땅은 영양분을 완전히 잃기 때문이다. 땅은 딱딱하게 굳어 침투성이 전혀 없

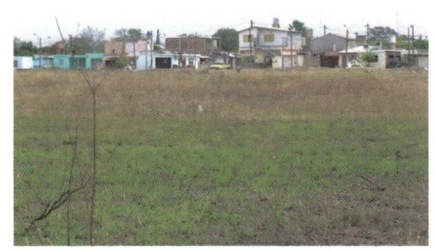
▲ 농약 중독으로 암 마을이 된 아르헨티나 코르도바도

어졌기 때문에 물을 부어도 땅에 스며들지 못하고 겉으로 흐르기만 한다. 다른 품종의 작물 재배도 불가능하다. 비옥했던 땅이 사막화되어 이젠 아무것도 기를 수 없게 된 것이다. 채소나 보리와 같이 환경 오염의 위험이 없는 품종을 기르고 싶어도 기를 수 없다. 먼저 땅을 되살려야 하지만 그때까지 버틸 수가 없다.

순박한 농부들의 마을이 어쩌다 이 지경에 이르렀을까? 이 모든 것이 아르헨티나 농부들의 잘못일까?

거대한 농산업 시스템이 우리가 사는 세상을 지배한다. 다국적 기업이라고도 불리는 이 거인들은 전 지구적 차원에서 인재와 정보를 모아 최대의 이익을 올릴 수 있는 방법을 개발한다.

아르헨티나 같이 풍부한 토양 자원을 가진 곳에 자본을 집중 투자해 생산한 농작물을 전 세계 배급망을 통해 뿌리는 방식도 그 수법들 중 하나이다. 단기간에 최대한 이익을 거두려 하기 때문에 아무리 지력이 좋았던 땅도 곧 황폐화한다. 농부들에겐 땅이 힘을 잃으면 큰일이지만 다국적 기업에겐 손쉬운 해결책이 있다. 더 좋은 땅을 찾아 나서면 된다. 세계는 넓고 땅은 많다. 필요

하면 아마존의 밀림이라도 은근슬쩍 밀어 버리면 그만이다.

거대 농산업 기업이 한바탕 휩쓸고 지나간 자리엔 황폐한 땅과 그보다 더 파괴된 농부의 가족이 덩그러니 남는다. 농부는 언제나 뒤늦은 후회를 하며 눈물을 떨구지만 콘크리트처럼 굳은 대지는 그 눈물마저도 받아들일 힘이 없다.

분별력이 절실한 것은 바로 이 때문이다. 이 시대를 살아내기엔 선한 의도와 열정, 땀만으로는 부족하다. 단기간의 성과 지상주의로 돌아가는 시스템이 약속하는 선물과 유혹이 아무리 달콤해도 한순간일 뿐이라는 것을 간파하는 지혜가 필요한 때다. 핵심은 시간에 대한 감각이다. 누가 삼대에 걸쳐 일어날 수 있는 일을 요모조모 따져 보고 내다보고 숙고하고 판단하겠는가? 당신이 아니라면, 누가 우리의 어린것들이 누려야 할 미래를 거대 기업들이 가로채 가는 현실을 곱씹어 보겠는가?

녹색 혁명은 녹색이었나?

우리의 밥상을 책임지고 있는 농업은 끊임없이 산업화, 세계화되어 왔다. 요란한 환호를 받으며 등장한 **녹색 혁명**(green revolution)은 농약과 화학 비료를 써야 하는 부작용이 있었지만, 더 많은 식량을 생산해 내는 성과를 올리기도 했다.

녹색 혁명을 최초로 상상했던 사람들은 좋은 의도를 가지고 있었다. 그때는 배고픔이 문제였다. 많은 사람들이 기아로 고통받는 것은 인류에게 낯선

> **녹색 혁명** 2차 세계 대전 이후 개발 도상국에서는 인구 증가와 이로 인한 식량 문제를 해결하기 위해 농업 생산력의 급속한 증대가 필요했다. 이를 위해 수확량이 많은 신품종을 개발하고, 이 품종을 보급하기 위해 수리 시설을 확충하는 등의 정책을 폈다. 이러한 식량 생산력의 향상과 이를 위한 농업상의 모든 개혁을 일컬어 '녹색 혁명'이라고 한다. 이로 인해 아시아 각국이 식량을 자급할 수 있게 되었으나 개량 품종의 경우 여러 가지 비료와 농약이 필요해 화학 비료 사용으로 인한 피해와 연작에 따른 지력의 저하라는 문제를 낳았다.

일이 아니다. 녹색 혁명의 입안자들은 18세기 산업 분야에서처럼 농업 역시 조직화, 기계화시켜 효율적으로 기능하는 하나의 시스템을 만들자는 생각을 했다. 이를 통해 인류의 오랜 숙원을 해결할 수 있으리라 기대했다. 관리하기 좋고 생산성이 높은 종자들을 선별해 단작을 하는 방식으로 몇 십 년 동안 식량 생산량은 비약적으로 증가했다.

단작은 한 농경지에 하나의 작물만 재배하는 농법으로 기계화에는 도움이 되지만 작물의 병충해나 토질의 악화를 유발하는 단점이 있다. 이에 대한 해결책은 엉뚱한 곳에서 나왔다. 바로 폭탄이다.

지구 상에서 모든 생명은 질소에 의존한다. DNA 자체도 질소로 만들어진다. 핵산, 아미노산, 단백질도 마찬가지다. 공교롭게도 폭탄의 주요 성분도 질산암모늄이다. 2차 세계 대전이 끝나자 미국 정부는 질산암모늄이 엄청나게 남아돈다는 고민을 단번에 해결할 수 있는 묘책을 찾았다. 질산암모늄을 농지에 비료로 뿌린다는 것. 전쟁 때 개발한 신경가스도 약간 변형하여 살충제로 만들었다. DDT는 이 시기의 영웅이었다. 신기술 덕분에 수확량도 늘고 식품 생산도 증가해서 식품의 가격은 더 저렴해졌고 손쉽게 구할 수 있게 되었다.

이제 그 녹색 혁명은 생명의 암호를 조작하는 GMO 작물, 유전자 혁명으로 이어지고 있다. 그런데 아쉽게도 산업화된 농업의 목적은 얼마나 좋은 음식을 만들어 내느냐보다 여전히 얼마나 많은 음식을 생산해 내느냐에 있다. 많은 음식을 생산해 내야 싸게 대량으로 팔 수 있어 이윤을 남길 수 있기 때문이다. 게다가 모든 산업이 그렇듯 기업은 단순히 이윤을 내는 게 목적이 아니라 극대화하는 게 목적이다.

질 좋은 음식이 아니라 이윤을 극대화할 수 있는 음식을 생산한다는 자본의 논리가 농업의 현장에도 그대로 적용되면서 온갖 부작용이 나타나고 있다. 차가운 녹색 혁명의 기원과 전개 양상은 복잡하고 미묘하게 얽혀 있어 한눈에 파악하기가 쉽지 않다. 다행히 우리에겐 아주 좋은 단서가 있다. 바로 옥수수다. 옥수수는 겉보기엔 멀쩡해 보이지만 폭탄이나 신경가스처럼 녹색 혁명과 거대 농산업 체제가 만든 괴이한 풍경을 파악하기에 가장 적합한 안내자이다. 옥수수의 현대사는 녹색 혁명의 압축판이다.

콩나물이 된 옥수수

옥수수는 거대 농산업 체제의 영웅이다. 아주 능력이 출중한 작물이기 때문이다. 원래 우리 몸을 이루고 있는 탄소 원자는 대기 중을 떠도는 이산화탄소 분자의 일부다. 식물은 탄소 원자를 흡수해 생명을 유지하는 데 필요한 분자들(탄수화물, 아미노산, 단백질, 지질)을 만든다. 광합성은 이 일을 하는 유일한 방법이다. 광합성은 식물의 세포가 태양광을 에너지로 삼아 대기 중에서 탄소 원자를 포획해 물과 땅에서 흡수한 원소와 결합시켜 단순 유기 화합물을 만드는 과정이다. 옥수수는 바로 이 광합성의 대가다. 같은 조건에서 옥수수만큼 많은 유기물과 칼로리를 생산할 수 있는 식물은 거의 없다.

옥수수는 또 귀중한 상품이 될 수 있는 자질을 가졌다. 보관과 비축이 용이하기 때문이다. 옥수수를 건조하면 수송하기도 쉽고 손상될 걱정도 없다. 옥수수는 마법사처럼 에너지를 빨아들여 음식으로 바꾸는 기특한 일꾼이자, 두고두고 상품으로 팔 수 있어 어디에 내놔도 손색없는 자본주의의 총아로 자리 잡았다. 많이 키우면 키울수록 더 많은 돈이 굴러들어 올 것이다.

미국 아이오와 주의 농부들은 같은 크기의 땅에서 예전보다 5~6배 이상의 옥수수를 수확할 수 있다. 옥수수 하나 심었던 공간에 대여섯 개를 심는다. 요즘은 옥수수도 일종의 '옥수수 도시(corn city)'에서 북적거리며 사는데, 옥수수라기보다는 마치 콩나물처럼 빽빽하게 자란다. 그런데 이 엄청난 수확량의 비밀은 단순하다. 옥수수가 더 많이 열리게 하거나 더 크게 열리게 하는 기술을 개발한 게 아니라 옥수수를 단지 아주 조밀하게 심을 수 있게 되었기 때문이다.

옥수수도 양분을 먹고서 자라는데, 이 정도로 조밀하게 자라는 옥수수에 필요한 영양분을 감당할 수 있는 땅은 없다. 이때 바로 비료라는 만능 해결사가 등장한다. 많은 양의 비료를 투입하면 영양분 부족 문제는 간단히 해결된다.

옥수수 종자도 상업적 이윤을 극대화할 수 있는 단일 품종을 재배한다. 우리가 알고 있는 옥수수는 멕시코에서 유래한 수많은 옥수수 종자들 중 하나일 뿐이다. 청교도들이 미 대륙에 상륙했을 때 인디언들이 건넨 옥수수는 좀 더 영양이 풍부하고 맛이 좋은 옥수수였다. 다른 많은 품종의 옥수수들도 나름대로 특색과 장점이 있다. 그러나 현재 아이오와의 넓은 들판에서 자라는 옥수수는 알갱이가 굵고 전분 생산량이 많은 노란색 종자 하나뿐이다.

단종 재배는 생물학적 다양성을 줄여 해충과 질병이 확대되게 만들고 잡초에도 취약하게 만든다. 이제 농약이 등장할 때다. 강력한 제초제, 살충제의 도움을 받으면 관리도 수월하다. 그런데 예기치 못한 문제가 생겼다. 내성이 생긴 잡초들에 대처하기 위해 제초제와 살충제의 사용이 늘자 비용도 증가했고 수질 오염과 인체에 유해하다는 고발이 이어졌다. 한 번만 뿌려도 약효가 오래 지속되는 강력하고 효율적인 농약에 대한 요구가 높아졌다.

이때 등장한 농약이 글라이포세이트 성분이 들어간 **라운드 업**(Round up)이다. 1970년대에 처음 소개된 라운드 업은 거의 대부분의 잡초들을 죽일 수 있는 효력 때문에 역사상 가장 인기 있는 제초제가 된다.

1990년대 중반에는 유전자 조작 기술이 녹색 혁명을 유전자 혁명으로 전

> **라운드 업** 다국적 종자 업체 몬산토가 1976년 출시한 강력한 제초제로 효능이 뛰어날 뿐만 아니라 이 제초제에 내성을 갖도록 유전자를 조작한 '라운드 업 레디(round up-ready, 라운드 업에 대비가 되어 있다는 뜻)' 종자를 함께 사용할 수 있어 각광받았다. 원래 제초제를 써서 잡초를 제거하고, 제초제에 죽지 않도록 유전자를 조작한 작물을 재배해 농약 사용을 줄이고 손쉽게 작물을 재배할 목적으로 만들어졌다. 이러한 편의성 때문에 현재 미국의 콩과 면화, 옥수수는 라운드 업 종자가 전체의 약 90퍼센트에 이른다. 그러나 최근에는 이 제초제의 지나친 사용으로 내성을 가진 슈퍼 잡초들이 등장하면서 심각한 부작용을 낳고 있다.

환시켰다. 산업 농업은 라운드 업 제초제에도 잘 견디는 종묘들을 유전자 조작 기술을 통해 개발했다. 라운드 업은 보통 모든 녹색 식물들을 죽이지만 라운드 업에 견딜 수 있게 유전자를 조작한 씨앗은 죽이지 않는다. 이제 좀 더 큰 규모로 잡초와 작물을 구별하지 않고 단번에 농약을 뿌리면 잡초는 사라지고 작물만 풍성하게 자랄 수 있는 농법을 적용할 수 있게 됐다.

한 세대 전에는 농부들이 작물을 파종하고 필요에 따라 제초제를 사용했지만 제초제를 쓰지 않는 경우도 자주 있었다. 그러나 요즘에는 제초제를 필히 살포해야 한다. 씨앗 자체가 농약을 뿌리게 만들어졌기 때문이다. 종자도

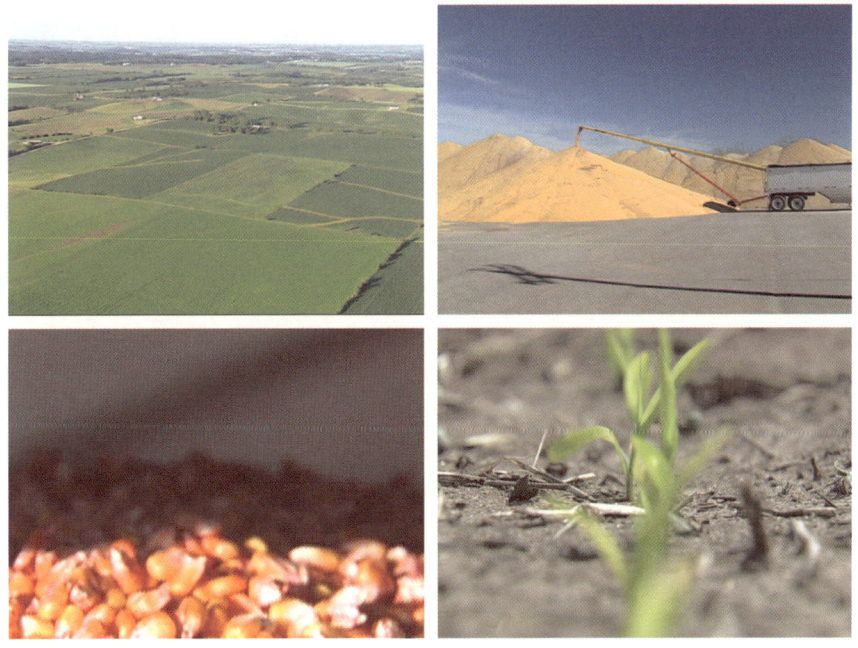

▲ 미국 아이오와의 거대한 옥수수밭 풍경

팔고 농약도 함께 팔 수 있는 것이다. 그런데 그 사이에 옥수수가 이상해졌다. 태양과 물을 먹던 옥수수가 석유 먹는 하마로 변한 것이다. 비료를 만들기 위해서는 엄청난 열과 압력을 질소에 가해 수소와 결합시켜야 한다. 열, 압력, 수소는 어디에서 끌어오는가? 전기, 기름, 석탄, 천연가스 등 화석 연료를 이용해 만든다. 옥수수는 이제 석유 먹는 하마로 바뀐 것이다. 옥수수를 키우려면 화학 비료와 살충제는 필수이고, 트랙터를 몰고 수확, 건조, 수송하는 데 쓰일 화석 연료까지 모두 합하면 1칼로리의 음식을 생산하는 데 1칼로리 이상의 화석 연료 에너지를 써야 한다. 배보다 배꼽이 더 큰 셈이다.

더구나 옥수수는 이제 음식이 아니라 사실 산업용 원료가 된 지 오래다. 특히 GMO 옥수수는 기본적으로 사람이 먹을 수 없는 작물로, 사람이 먹기 전에 가공하거나 가축에게 먹여 고기로 전환시켜야 식탁에 올릴 수 있는 음식이 된다. 아이오와의 넓은 대지에 펼쳐진 옥수수밭은 녹색 사막을 떠올리게 한다. 마치 사방이 물로 넘치는 바다 한가운데이지만 당장 마실 물은 없는 격이다.

우리 주변의 모든 것이 옥수수다

오늘날 옥수수는 바이오 에너지 등을 만드는 데도 사용될 뿐더러 해가 갈수록 그 쓰임새가 늘어나고 있다. 음식 공장에서 옥수수는 일단 각각의 구성 성분으로 분해된다. 옥수수의 노란 껍질은 여러 가지 비타민과 영양 성분으로 가공하고 씨눈은 으깨어 옥수수기름을 짜낸다. 그다음엔 옥수수 알갱이에서 가장 큰 성분인 전분 덩이를 분자 수준까지 쪼갠다. 쪼개진 탄수화물 분자는 설탕, 알콜, 녹말 등 수백 가지 유기 화합물로 만들어진다. 우리가 흔히 먹는 가공식품에 들어가는 성분들도 옥수수에서 만들어지는데 나열해 보면 아래와 같다.

구연산, 포도당, 과당, 말토덱스트란, 유산, 에탄올, 소르비톨, 만니톨, 산탄 검, 덱스트린, 시클로덱스트린, L-글루타민산나트륨, 모노글리세리드, 디글리세리드, 트리글리세리드, 착색제, 레시틴, 화공 옥수수 전분, 아스코르빈산, 젖산, 리신, 엿당, 고과당 옥수수 시럽 등등.

이런 성분들은 산업적 음식 사슬을 타고 슈퍼마켓이나 패스트푸드점에 진출한다. 하지만 우리가 그 존재를 확인하기 위해선 식품 성분표의 깨알같이 작은 글씨를 뚫어지게 봐야 한다. 보통 다음과 같은 음식과 친하다.

치킨너깃, 청량음료, 맥주, 케첩, 사탕, 수프, 스낵, 케이크 믹스, 냉동 요구르트, 커피 크림, 치즈, 냉동 와플, 핫소스, 마요네즈, 핫도그, 볼로냐소시지, 마가린, 샐러드드레싱, 비타민 등등.

식품 외의 다른 물품들에도 들어간다. 옥수수가 진정한 둔갑을 하는 단계다.

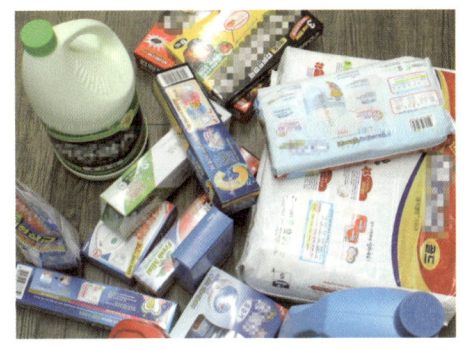

▲ 옥수수 성분이 포함된 제품들

05 음식 속의 스트레스도 함께 먹는다

치약, 일회용 기저귀, 쓰레기봉투, 표백제, 성냥, 배터리, 식물성 왁스, 살충제, 잡지 광택제, 건물 벽판, 이음재, 유리 섬유, 접착제 등등

심지어 인간도 옥수수다. 우리 몸을 구성하는 탄소 성분 중 많은 양이 옥수수에서 온다. 한국인도 마찬가지다. 한 가정의 모발을 채취해 미국의 실험실에 의뢰해 분석한 결과 미국산 옥수수 성분이 검출됐다. 한국인도 쌀의 종족이 아니라 이젠 옥수수의 종족이다. 참으로 옥수수는 둔갑술의 대가다. 입이 딱 벌어진다. 옥수수는 거대 농산업 체제의 슈퍼스타다.

세상을 지배하는 옥수수

아이오와의 옥수수 가공 공장에는 옥수수가 산더미처럼 쌓여 있다. 미국 옥수수 생산량은 기술 혁신과 제도적 지원의 힘을 받아 1970년 40억 부셸(1부셸은 약 27킬로그램)에서 현재 100억 부셸 이상으로 급격하게 증가했다. 이는 수요량을 크게 초과하는 생산량이다. 남는 음식은 쓰레기일 뿐이다. 산업적 음식 시스템은 옥수수를 소비할 방법과 대상을 찾아야 했는데 다양한 형태의 가공 산업도 이런 맥락에서 이해할 수 있다.

옥수수씨는 찌꺼기마저도 긴요한 자원이다. 음식 공장에서는 옥수수를 가공하고 난 후 발생하는 부산물도 버리지 않는다. 3차 산물인 **옥수수 사일리지**는 소에게 먹인다. 게다가 옥수수를 먹은 소는 살도 빨리 쪄 고기도 많이 생산해 낸다.

음식 공장은 값싼 옥수수 찌꺼기를 이용해 축산업 분야까지 점령해 나갔고 동물도 졸지에 옥수수처럼 길러지게 됐다. '동물 공장'이 만들어졌다. 동물 공장에서는 동물도 콩나물처럼 빽빽하게 밀집해 기른다. 값싼 옥수수 사료 덕택에 초지가 더 이상 필요 없게 되었기 때문이다.

> ● **옥수수 사일리지** 옥수수의 줄기와 잎을 원료로 만든 가축의 사료로 사료를 보관하는 저장탑(사일로)에 보관한다. 오랫동안 저장할 수 있으며 영양분이 높다.

동물 공장은 집중 가축 사육 시설(CAFO, Concentrated Animal Feeding Operation)로 발전했다. 동물은 옥수수의 탄수화물을 더 비싼 가격을 받을 수 있는 단백질로 바꾸는 살아 있는 화학 공장의 역할을 한다. 옥수수를 스테이크로 바꿔 한 번 더 팔 수 있는 것이다.

그러나 기적의 그늘에는 언제나 어둡고 찜찜한 구석이 있다. 일단 소를 살펴보자. 옥수수를 먹은 소가 빨리 자라 돈을 벌어 주는 것은 사람에게는 좋은 일이지만 소는 괴롭다. 풀을 먹어야 하는 소가 갑자기 곡물만 먹으니 탈이 난다. 마치 가솔린으로 가야할 차에 경유를 들이붓는 식이다.

소는 옥수수와 같이 전분이 많은 음식을 먹게 진화한 동물이 아니다. 억지로 곡물 사료를 먹이면 많은 산이 체내에 쌓이고 결국 산증(acidosis) 상태가 되는데 치료를 하지 않으면 소는 죽는다.

소는 풀을 뜯어 먹는 초식 동물로 위가 네 개다. 그런데 소를 빨리 키우기 위해 풀이 아닌 옥수수를 쓰게 되면 네 개의 위가 정상적으로 움직이지 않아 소화 기관의 리듬이 깨지고 심한 경우 소가 죽기도 한다.

소를 살리려니 항생제를 써야 하고, 대량 사육으로 인한 폐수 등 환경 오염 문제도 골치 아프지만, 어쨌든 옥수수는 근사하게 음식으로 변신해 우리의 식탁에 오른다. 옥수수는 어디에나 있다. 청량음료에도 옥수수가 들어 있다. 청량음료의 단맛은 고과당 옥수수 시럽이 낸다. 감자튀김을 할 때 쓰는 기름도 옥수수 성분이 들어 있다. 우리 접시 위의 모든 게 옥수수가 들어 있다고 해도 과언이 아니다. 상상해 보자. 이런 방식으로 옥수수를 키우고 가공해 한 나라가 아니라 전 세계를 대상으로 판다면 얼마나 많은 돈을 벌 수 있을까?

농식품 산업은 사양 산업이 아니라 거대 성장 산업이다. 식품 산업은 현재 미국 최대의 공업 부문이다. 더욱이 식품 산업은 사실상 판매를 독점하고 있는 몇몇 거대 복합체에 의해 지배되고 있다. 이들은 식품, 사료, 화학 비료의 판매망을 손아귀에 틀어쥐고 엄청난 부를 축적한다. 우리의 식탁도 이들의 영향권에서 벗어나지 못한다. 현재 우리나라에서 진행되는 세계화에 따른 구조 개편의 핵심은 농산물 분야를 내주고 대신 공산품 분야에서 더 큰 이익을 챙기겠다는 의도를 바탕에 두고 있기 때문이다. 미국의 불안한 음식 시스템에 대한 질문은 곧 우리에게 다가올 현실에 대한 질문이기도 하다.

동물 공장 시스템

산업 농업은 옥수수를 빽빽하게 모아 기르고 소를 모아 길러 재미를 봤다. 그러다 어느 순간 모든 동물을 빽빽하게 모아 키우면 수지맞는 장사가 된다는 사실을 알아낸 듯하다. 혹은 과잉 생산되어 남아도는 옥수수를 처리할 수 있는 좋은 꾀를 낸 건지도 모르겠다. 역시 값싸고 풍부한 옥수수가 든든한 기반이었다. 다른 가축들도 '동물 공장 시스템'에 빠르게 편입되었다.

사육의 우선 관심사는 속도다. 빨리 키워서 빨리 팔아야 돈이 될 테니 모든 동물은 빨리 맛있게 자라야만 한다. 동물의 자연적인 생리나 습성도 이 목적에 방해가 되면 제거되어야 한다. 새끼 돼지는 태어나면 곧바로 거세한다. 고기 질을 좋게 하기 위해서다.

꼬리도 잘라 낸다. 돼지는 원래 느긋한 성격이지만 비좁은 공장식 사육 환경에서 부대끼다 보면 서로 물어 대 상처가 생기기 때문이다. 일부에서는 마취도 하지 않고 꼬리를 자르기 때문에 새끼 돼지는 엄청난 고통을 참아야 한다. 심지어 아프거나 다치거나 무게가 덜 나가는 새끼들은 가치가 떨어지므로 바로 버려진다. 이산화탄소 성분의 가스로 수십 마리씩 질식사시켜 사료를 아끼는 것이다.

살아남은 돼지도 행복한 상황은 아니다. 가장 기본적인 행동도 할 수 없는 우리에서 평생을 보내야 하기 때문이다. 외모와 달리 돼지는 원래 섬세하고 깨끗한 환경을 좋아하지만 자기 똥을 밟고 평생을 살아간다. 암모니아 냄새 때문에 폐렴을 앓다 죽는 경우도 허다하다. 이쯤 되면 빨리 죽여 달라는 말

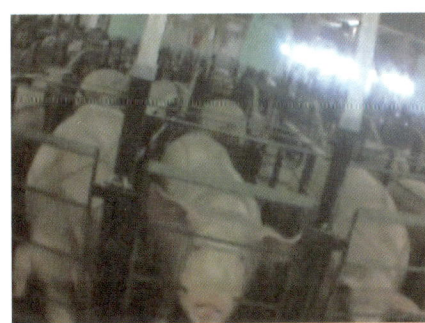 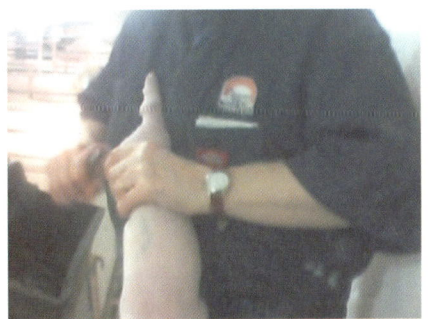

▲ 돼지 꼬리를 자르는 장면

이 나올 법도 하다. 실제로 돼지들은 예전보다 훨씬 빨리 죽는다. 생리에도 맞지 않는 배합 사료를 먹이는데 비타민제나 아미노산을 섞고 성장 촉진용 항생제까지 첨가한다. 돼지는 그런 사료를 먹고 자라나 금세 상품이 된다.

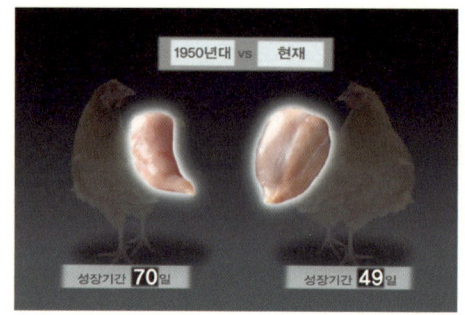

▲ 닭의 성장 날짜 비교

닭은 소나 돼지에 비해 고통을 느끼는 감수성이 적다고 여겨 더 심한 취급을 받는다. 닭 부리는 일찌감치 잘려 나간다. 좁은 공간에 몰려 스트레스를 받으면 다른 닭을 쪼기 때문이다. 사육되는 종자 자체도 달라졌다. 예전보다 훨씬 짧은 기간만 키워도 시장에 내다 팔 수 있고 사람들이 좋아하는 가슴살이 훨씬 커진 종자가 대세다. 경제적으로 가치가 없는 닭도 살려 둘 이유가 없다. 알에서 부화된 병아리는 먼저 성별 심사를 통과해야 한다. 달걀은 생산하지 못하고 사료만 축내는 수평아리는 태어나자마자 분쇄기에 버려져 짧은 생을 마친다. 돈을 버는 데 도움이 되지 않기 때문이다.

살아남은 닭은 돼지와 별반 차이 없는 생을 보낸다. 닭은 빨리 살이 찌지만 움직이지 못해 다리가 퇴화되어 힘이 없다. 출하할 무렵에는 자기 체중을 지탱하지 못해 앉아 있는 닭도 많다. 이렇게 키운 닭고기는 탄력이 없고 맛도 떨어지지만 돈은 된다.

산업화는 단순하고 기계적인 표준 작업으로 대상을 변형하고 처리할 수 있는 형태의 시스템을 기획한다. 돼지와 닭도 마찬가지다. 더 이상 돼지와 닭은 동물이 아니다. 옥수수를 고기나 달걀로 만드는 장치일 뿐이다. 단지 돼지와 닭의 모습을 한 기계일 뿐 생명에 대한 배려를 받는 대상이 아닌 것이다.

그러나 인간이 자연과 생명에 대해 가하는 학대와 압박의 부작용은 결국 인간의 뒤통수를 호되게 내려친다.

스트레스 가득한 음식이 비만을 부른다

동물 공장에서 만든 험악한 음식을 먹는 우리의 몸은 어떨까? 당연히 좋을 리가 없다고 모두 직감한다. 과학계에서도 우리가 먹을거리를 생산하는 방식이 사람의 건강에 직접적인 영향을 줄 수 있다는 주장이 관심을 끌고 있다. 음식 속의 스트레스가 먹는 사람의 몸에도 전달된다는 가설이다.

스탠포드대 방사선과 윤준 박사는 음식에 과도한 스트레스를 주면 발생한 스트레스 물질이 인체에까지 영향을 줘 건강을 악화시킨다는 '**제노호르메시스**(Xenohormesis)'라는 이론을 제시한다. 이 이론은 '음식은 단지 칼로리만이 아니고 정보이기도 하며 우리는 음식을 통해서 주변 환경의 상황을 배운다.'고 가정한다. 우리의 몸은 나쁜 먹을거리를 통해 세상의 무엇을 감지하는 것일까?

윤준 박사는 우리가 현대의 음식을 통해 알게 되는 정보는 과도한 스트레스일 가능성이 높다고 강조한다. 지난 50년간 음식 생산 시스템은 먹을거리가 될 생명체를 여러 가지 가혹한 스트레스를 받는 상황으로 몰아넣었다. 산업적 음식 시스템은 먹을거리가 될 동물들의 본성을 무시하고 자연적이지 않은 스트레스가 가득한 상황으로 던져 놓았다. 소, 돼지, 닭, 심지어 과일과 채

> **제노호르메시스** '제노(xeno)'는 이물질을, '호르메시스(hormesis)'는 소분자를 뜻하는 말로 제노호르메시스는 소분자 이물질이 생명을 통제한다는 이론이다. 식물들은 열악한 환경 속에서 생명 현상을 계속한다. 이런 열악한 환경으로부터 오는 각종 스트레스 속에서 살아남기 위해서 식물 스스로가 만들어 내는 물질들이 있는데, 제노호르메시스 이론에서는 그 물질들이 해당 식물에게만 스트레스를 대처하게 하는 능력이 있을 뿐 아니라 다른 생물에게도 같은 작용을 해낸다고 본다. 즉 한 생명체의 생리 작용에 긍정적인 영향을 끼치는 물질들이 다른 생명체에도 긍정적인 생리 작용을 유도할 수 있다는 개념이다. 과학자들은 이와 마찬가지로 과도한 스트레스 물질도 다른 생물에게 부정적인 생리 작용을 유도할 수 있다고 본다.

소조차도 스트레스에 절어서 자란다. 우리는 이런 음식을 먹음으로써 과도한 스트레스도 함께 먹는 것이다. 제노호르메시스 이론의 핵심은 '우리는 음식을 스트레스를 주는 요인으로 인식하지 않지만 이제는 음식도 스트레스의 원인이 될 수 있다.'는 것이다.

생명체는 생존을 위해 다양한 방법으로 환경을 파악하고 주변에서 오는 정보를 수집하고 해석한다. 보통 무슨 일이 일어나고 있는지 알 수 있는 눈과 귀가 있지만 그렇지 않은 생명체도 있다.

가령, 눈도 귀도 없고 다른 감각 기관도 정교하지 않은 지렁이가 주변을 알 수 있는 가장 좋은 방법은 무엇일까? 아마도 그들이 섭취하는 것을 통해 주변 환경을 추측하리라 생각해 볼 수 있다. 지렁이는 삼키는 흙에 포함된 유기물을 통해 세상을 배울 것이다.

유기물을 구성하는 영양 성분의 종류와 미묘한 구성 비율도 외부 환경에 대한 중요한 단서이다. 영양 성분 중 일부는 인간의 경우처럼 일종의 후성 유전체로 작용하기도 한다.

다시 말해, 음식은 칼로리 이상의 정보이며 언어다. 사람도 마찬가지다. 음식은 인간이 세상을 만나는 최초의 창이기 때문이다.

"아이들은 어릴 때 뭐든지 입에 넣습니다. 그러면서 무엇을 먹을 수 있고 무엇을 먹을 수 없는지 깨닫습니다. 한편으로는 소화 기관을 통해 세상에 대해 알려는 것은 아닌지 생각해 볼 수 있습니다. 학습의 한 형태라고 볼 수 있습니다.

장에는 뇌와 연결되는 거대한 신경계가 있습니다. 이 신경계는 무슨 일을 할까요? 이 신경계가 소화된 음식의 성분을 통해 환경을 파악하고 배우는 역할을 한다고 볼 수 있습니다. 이게 바로 육감(gut feeling)의 실체가 아닐까요?"

최근에 나타난 음식에 대한 흥미로운 현상은 사람들이 더 이상 음식을 긍정적인 것으로 보지 않는다는 사실이다. 기묘한 일이다. 역사적으로 <u>음식은 언제나 매우 좋은 것으로 여겨져 왔으며 나쁘다는 생각은 극히 최근에 생겨났다. 생명과 영양의 원천인 음식은 언제나 유익하게 여겨졌다. 그런데 지난 50년 사이 갑자기 사람들은 '정크 푸드'나 '다이어트'와 같은 단어를 사용하기 시작했다. 음식은 쓰레기가 되었고 먹지 말아야 할 나쁜 물질이 되었다.</u>

생명을 주는 신성한 성찬이 갑자기 목숨을 위협하는 직으로 변했다. 무엇이 변했을까? 윤준 박사는 우리가 피해야 할 음식 가운데 하나로 육류와 달걀을 지적한다. 흥미롭게도 사람들은 별 문제 없이 육류를 수천 년간 먹어 왔다. 달걀도 마찬가지다. 육류와 달걀 그 자체가 안 좋은 것일까? 음식 자체가 아니라 그 질이 문제다.

> **코르티솔** 스트레스에 반응해 콩팥의 부신 피질에서 분비되는 호르몬으로 스트레스에 대항하는 데 필요한 에너지를 신체에 공급한다. 인체는 스트레스와 같은 외부 자극을 받으면 코르티솔을 분비해 각 기관에 더 많은 혈액을 보내고 그 결과 맥박과 호흡이 증가한다. 또한 근육을 긴장시키고 정신을 또렷하게 하며 감각 기관이 예민해진다. 지나친 스트레스를 받거나 만성 스트레스가 되면 코르티솔의 혈중 농도가 높아지고 식욕이 증가하기 때문에 지방이 축적된다. 또한 혈압이 높아지고 만성 피로와 두통, 불면증 등의 증상이 나타나며 면역 기능이 약화되어 감기와 같은 바이러스성 질환에도 쉽게 걸린다.

음식의 질은 음식이 자라는 장소와 조건에 따라 결정된다. 현대의 소는 훨씬 더 뚱뚱하다. 스트레스 때문이다. 사람이나 소나 스트레스를 받으면 살찌는 건 매한가지다. 현대인이 선사 시대의 인간보다 더 뚱뚱하듯이 현대의 소는 선사 시대의 소에 비해 훨씬 더 뚱뚱하다. 인간이 뚱뚱한 소를 먹으면서, 즉 스트레스를 많이 받은 소의 고기를 먹으면서 비만과 스트레스와 관련된 질병도 늘어났다. 끔찍한 상황에서 사육된 닭과 달걀을 먹으면 당뇨, 고혈압, 우울증 등 모든 질병의 위험이 증가한다. 어쩌면 행복한 소는 행복한 인간으로 이어지고 건강한 닭은 건강한 인간으로 이어지는 것 같다.

"재미있게도 비좁은 우리에서 사육된 어미 닭이 낳은 달걀 속에는 스트레스 호르몬인 **코르티솔**이 더 많이 들어 있습니다. 부화하는 병아리들도 코르티솔 수치가 높습니다.

왜냐고요? 후성 유전적인 것이죠. 후성 유전학적으로 어미는 자기 새끼에게 세상이 끔찍한 곳이라고 알려 주려고 스트레스 호르몬으로 표시합니다. 험한 세상을 준비하라고 신호를 전하는 거죠. 사람이 달걀을 먹으면 영양분만

취하는 게 아니라 그 신호를 먹습니다. 그럼 우리도 스트레스 반응을 보이는 거죠. 스트레스는 받기만 하는 게 아니라 먹을 수도 있습니다."

식물 역시 마찬가지다. 일반적으로 엑스트라 버진 올리브유는 건강에 좋다. 심장병, 당뇨 등의 스트레스성 질환의 위험도를 감소시킨다. 엑스트라 버진 올리브유는 무엇을 가리키는가? '건강하고 가뭄, 질병 등을 겪지 않은 나무에서 자란 올리브에서 바로 짜낸 기름이다.' 등을 의미한다. 건강하고 행복한 올리브 나무에서 딴 올리브는 스트레스를 유발하지 않는다. 하지만 힘들게 자란 나무에서 난 올리브는 마치 우리가 그 스트레스를 직접 경험하는 것과 같은 효과를 유발한다. 장거리 수송과 저장 방식도 음식에 스트레스를 준다. 부적절한 요리도 마찬가지다. 요리를 하면 산화 스트레스가 발생하기 때문이다.

콩나물이나 옥수수가 무색하게 생태적으로 터무니없이 좁은 공간에서 생활하는 현대인에게 이 요구는 무엇보다 절실하다. 원시 시대의 가장 큰 스트레스원은 약탈자와 생태적인 환경, 사용 가능한 자원의 존재이다. 동물은 자연 상태에서 자원이 희소해지리라 예상될 때에 무리를 지어 이동한다. 많은 종이 생태적인 스트레스를 감지했을 때 군집하여 이동하고, 또 겨울철을 위해서는 살을 찌운다. 겨울은 먹을거리가 사라지기 때문에 스트레스가 가득한 시기이다. 생존은 생명체의 첫 번째 목표다. 동물은 먹을거리가 사라진다는 강력한 신호를 받으면 가을부터 살을 찌워 힘든 때를 대비한다. 스트레스에 내한 반응으로 몸을 불리는 것은 똑똑한 적응의 산물이었다.

현대 사회에서 사람들은 오히려 일상생활, 직업, 교통 체증, 뉴스 등과 같은 많은 다른 이유들로 스트레스를 받는다. 불행히도 우리 몸에 있는 스트레스 반응 시스템은 이런 경우에도 작동해 살을 찌우기 시작해야 할 상황으로 받아들인다. 스트레스가 비만의 원인이 될 수 있는 것은 바로 이 때문이다. 구조적으로 스트레스를 받으면 체내의 스트레스 호르몬이 올라간다. 몸에 살이 찌기 시작하고 심장 질환, 고혈압 등 모든 질환들의 유발 가능성 역시 올라간다.

원래는 겨울에 대비하여 살을 찌우는 환경 적응에 대한 똑똑한 반응 장치가 오히려 인간을 공격하는 상황이다.

나쁜 먹을거리는 이런 상황에 기름을 끼얹을 수도 있다. 제철에 맞지 않는 음식, 가공식품 등은 우리의 몸에 스트레스 신호로 작용할 수 있다. 좋은 먹을거리가 가지는 의미가 큰 것은 이 때문이다.

윤준 박사는 몸에 좋은 '저스트레스 음식(Low Stress Food)'을 권한다. 저스트레스 음식은 바로 가까운 지역에서 나는 산물이나 가공하지 않은 자연 식품들이다. 왜 생식이 좋고, 갓 따 먹는 게 좋고, 지역 산물과 자연 산물이 좋을까? 음식 자체에 스트레스가 적기 때문이다.

"저스트레스 혹은 무(無) 스트레스 음식(no-stress food)이라는 개념은 '동물을 학대하면 그 스트레스가 사람에게 돌아오고, 동물을 잘 대하면 사람도 좋아진다.'고 말합니다. 저스트레스 음식은 단순히 동물 보호라는 윤리적 차원의 호소가 아니고 우리 스스로를 위한 선택입니다."

먹을거리에 스트레스를 주는 생산 방식은 결국 사람에게 돌아온다. 닭이 행복해야 우리도 행복해진다. 채소가 잘 자라야 우리도 잘 살 수 있다.

왜 우리는 사육과 도축 과정에서 불필요한 고통에 시달리는 동물들의 불행한 처지를 보고도 눈감는가? 왜 수천 년 동안 농약과 제초제 없이 먹을거리를 길러 왔는데 이제는 아닌가? 왜 우리는 가족이 살아갈 안전하고 건강한 환경을 기업에 헐값으로 내주는가? 왜 사람이 먹는 생명을 기르는 일을 단지 돈벌이 수단으로 보는 자들에게 맡기는가? 왜 우리는 소중한 우리의 어린것들을 살리는 생명의 밥상을 정체불명의 화학 밥상으로 바꾸려 하는가?

Choosing Life

유전자 조작 기술의 경고

06

GMO로 오염된 녹색 들판

유전자 조작 작물(GMO)은 산업적 음식 시스템 최강의 종결자이자 자본을 위한 녹색 혁명의 장도에 마침표를 찍어 줄 만능 해결사다. 생산성과 이윤확장을 목표로 도입한 화학 비료, 살충제, 항생제도 GMO에 비할 바가 아니다. 모든 기술 가운데에서도 가장 급진적이고 혁신적인 꿈의 기술이다.

유전자 재조합 기술이라고도 불리는 GMO 기술은 자연적으로는 이종 교배할 수 없는 동떨어진 종자들의 DNA를 분절하고 재연결하는 것을 가능케 한다. 그리고 여기서 얻어진 가공의 구성체가 다른 종자의 유전자에 이식된다. 무엇보다 중요한 것은 자연적인 이종 교배로는 얻을 수 없는 변형된 유전자는 사유 재산이라는 점이다. 기업이 생명 자체를 소유하는 것이다. 여기에 상상할 수 없었던 함정이 있다. GMO의 달콤한 약속을 보다 나은 세상을 위한 선물로 받아들였던 농부들은 어느 날 갑자기 자신의 밭에서 트로이의 목마를 키우고 있다는 사실을 깨닫고 경악을 금치 못할 것이다.

역사는 반복된다. 능숙한 상인들은 늘 선물을 안겨 주는 척하며 잇속을 챙겨 간다. 위하는 척하며 문을 열게 하고 슬며시 목마 안에 병사를 숨겨 놓았듯이 새로운 기술은 희망찬 미래를 약속하며 경계심을 풀게 한다. 관리하기 편하고 생산량이 많아 돈벌이도 잘 될 거라고 약속하지만 어느 순간 돌아보면 농부는 모든 것을 잃었다는 사실을 깨닫는다.

녹색 혁명의 부정적인 측면도 마찬가지였다. 처음에는 잡초도 제초제를 뿌리면 단번에 해결되는 듯했고 단위 면적당 수확량도 크게 늘어 돈벌이가 될 듯했다. 하지만 시장의 현실은 달랐다. 작물 생산량이 늘어나면서 공급이 늘어나자 가격이 폭락했고 가격이 폭락하면 벌이가 신통찮고 그동안 외상으로 썼던 농약값, 제초제값, 농기계값 등을 갚고 나면 남는 게 없다. 농부들은 검증받지 않은 신기술을 덥석 받은 일이 트로이의 목마를 성 안에 들이는 일이었음을 마침내 깨닫지만 이미 고향과 직업을 잃고 난 뒤였다.

우리는 지금 역사상 가장 정교한 트로이의 목마가 잠입한 들판을 바라보면서도 무슨 일이 벌어지고 있는지조차 관심이 없다. 유전자가 너무 작아서 보고 만지고 상상하고 생각하기가 쉽지 않으니 아예 모르는 사람이 대부분이다. 그러나 지금 당장 GMO가 유발하고 있는 문제는 너무나 광범위하고 심각하다. 유전자의 세계에서 가장 작지만 가장 강력한 트로이의 목마는 새로운 양상의 피해를 입히고 있기 때문이다. 듣도 보도 못했던 기묘한 사태인 '유전자 오염(Genetic Pollution)'이 번져 나가고 있다.

유기농이 사라진 세상

캐나다의 사스캐츠완 주는 카놀라유 원료의 주 생산지이다. 이곳의 농부 퍼시 슈마이저 씨는 손쓸 틈도 없이 벌어진 유전자 오염이라는 사건으로 수심이 가득하다.

"브로콜리나 양배추, 상추 같은 작물을 기른다고 합시다. 그런데 GMO 작물이 근처에서 자라면 타화 수분(곤충이나 바람, 물 등에 의해 다른 꽃에서 꽃가루를 받아 열매나 씨를 맺는 일.)에 의해 멀쩡하던 브로콜리, 양배추, 상추가 오염되어 GMO로 변합니다.

바람이나 곤충은 배춧과 식물의 꽃가루를 최대 530미터까지 운반합니다. 특허받은 유전자가 꽃가루를 타고 이동하는 거죠. 이런 사실은 바로 알 수도 없습니다. 씨앗은 최대 10년까지 발육을 정지할 수도 있기 때문이죠. 이렇게 퍼지면 최악의 경우 유기농이 죄다 오염돼 완전히 사라질 수 있습니다."

유전자 조작 씨앗이 농지에 뿌리를 내렸을 때 작물을 수확하는 일은 범죄다. 특허법 침해인 것이다. 밭에서 나온 씨앗 가운데에서 특허 유전자를 가진 씨앗이 하나라도 있다면 보관했다가 사용하는 일도 범죄다. 농부가 원하든 원하지 않든, 의도했든 의도하지 않았든 돈을 주고 구매하지 않은 유전자 조작 작물이 밭에서 발견되면 큰 곤경에 처한다. 바람을 탓해야 할까, 곤충을 탓해야 할까?

슈마이저 씨는 50년간 건초, 카놀라, 귀리, 콩 등을 재배해 왔고 종묘를 직접 개량하는 개발자이자 보존자이기도 했다. 그러나 1999년 세계에서 가장 큰 유전자 조작 종자 회사는 느닷없이 그를 씨 도둑으로 몰았다.

몬산토(Monsanto)사는 퍼시 슈마이저 씨가 자사의 특허 유전자가 들어 있는 카놀라를 몰래 심었고 15만 달러(약 1억 6000만 원)의 피해를 입혔다고 주장했다. 하지만 슈마이저 씨 본인도 유전자 조작 씨앗이 어떻게 밭에 들어왔는지 종잡을 수 없는 일이었다. 그러나 기업 측은 퍼시 슈마이

● 유전자 조작 종자를 생산하는 다국적 기업으로 전 세계 GMO 작물의 90퍼센트에 대해 특허권을 갖고 있다. 몬산토사는 강력한 제초제 라운드 업과 함께 출시한 유전자 조작 작물 라운드 업 레디로 GMO를 상품화하여 역사상 최초로 상업적 성공을 거두었다.

저 씨의 밭에서 채취한 씨앗을 실험실로 가져가 라운드 업 농약에 견디는 유전자 조작 카놀라라는 사실을 확인했다. 유전자를 조작한 작물은 의도적으로 주입한 DNA가 독특한 유전자 배열을 가지기 때문에 이것들을 마치 바코드처럼 읽을 수 있다. 이런 성질을 이용해 작물의 종류를 확인하는 것이다.

실제로 슈마이저 씨는 그 씨앗을 심지도 않았고 불법적으로 입수하지도 않았지만 씨앗은 분명 유전자 조작 종자였다. 기가 막힌 일이었다. 몬산토사는 그가 GMO 카놀라를 허가도 없이 불법으로 손에 넣었다고 주장하며 특허권 침해로 고소했다. 들에 씨앗을 뿌리고 나면 통제나 제한 없이 어디로나 퍼져 나갈 수 있지만 기업 측은 특허권이 침해당했다는 주장만 되풀이했다.

"제 토지는 도로의 동쪽에 있는데 여기는 주로 서풍이 불어옵니다. 카놀라를 운반하던 트럭에서 씨앗이 바람에 날려 제 땅에 널어섰을 가능성이 가장 높습니다. 권리를 침해당한 사람은 오히려 접니다. 유전자 조작 작물이 제 밭을 오염시켰죠."

GMO는 그가 스스로 개량시켜 애지중지하던 토종 씨앗도 오염시켰다. 오랜 세월 아내와 함께 개발한 종묘를 4,000킬로그램 이상 폐기해야 했다. 종묘

의 손실은 농부에게 일어날 수 있는 가장 힘든 일이다. 그런데도 적반하장으로 고소를 당했다. 적당히 타협할 수도 있었지만 그는 결코 물러서지 않았다.

"많은 사람들이 그냥 벌금을 내고 합의하라고 했어요. 그들은 우리의 씨앗과 지난 50년 동안 일군 성과를 파괴했습니다. 내가 그들이 만든 유전자 조작 씨앗을 재배한다고 서명할 수는 없는 일이죠."

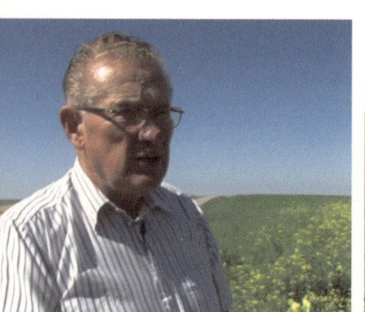
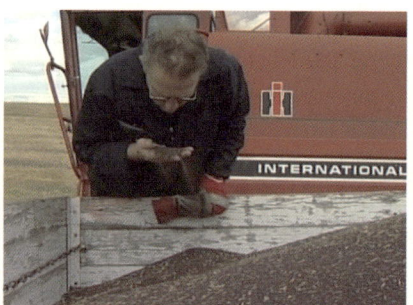
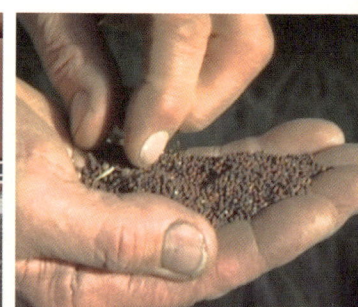

▲ 카놀라 열매를 살펴보는 퍼시 슈마이저

소송의 첫 번째 결과는 슈마이저 씨에게 불리했다. 재판부는 유전자가 조작된 카놀라가 어떤 경위로 들어오게 되었던지 간에, 즉 자연 발아되었거나 바람에 날려 왔거나 벌이나 조류에 의해 이동되었거나, 트럭에서 떨어졌거나 상관없이 GMO가 그의 땅에서 자랐기 때문에 기업의 특허권을 침해했다고 판결했다.

상식적으로 납득하기 어려운 판결이었다. 만일 누군가 소를 기른다면 소를 우리에 가두는 일은 소 주인의 의무다. 소가 이웃에게 피해를 준다면 소 주인이 책임질 일이다. 이웃이 울타리를 쳐서 소들이 못 들어오게 할 책임은 없다.

GMO의 경우는 울타리마저도 칠 수 없다.

그는 곧바로 항소했고 이어진 두 번의 재판에서도 패소했지만 멈추지 않았다. 캐나다 최고 법원은 근소한 차이로 슈마이저 씨의 유죄를 확정했지만 몬산토사에 대한 배상은 인정하지 않았다. 그는 비록 패배했지만 성과도 있었다. 이 기막힌 소송 사태로 유전자 조작과 오염으로 빚어질 많은 문제들에 대한 사람들의 관심이 높아졌기 때문이다.

"기업과 맞서 법원에 가서 싸우려면 거기에 돈이 다 들어가는데 어떻게 맞설 수 있을까요? 우리는 50만 달러(약 6억 원)나 들어갔습니다. 10년이라는 시간과 모든 돈이 다 사라졌습니다. 이렇게 할 수 있는 농부들이 몇이나 될까요?"

GMO 카놀라와 일반 카놀라가 들에서 반씩 섞여 자라더라도 그 차이를 구별하기란 쉽지 않다. 자라는 모습도 똑같고 반응도 똑같다. 유일한 방법은 라운드 업을 살포하는 것이다. 토종 작물은 죽고 유전자 조작 카놀라는 살아날 터이지만 그 전에는 알 수 없다. 하지만 농약을 쓰면 더 이상 유기농이 아니다. 이러지도 저러지도 못하는 상황인 것이다. 서부 캐나다에는 GMO 카놀라로 오염되지 않은 토지는 거의 없는 지경에 이르렀다.

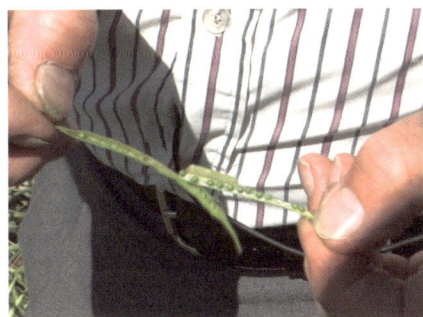
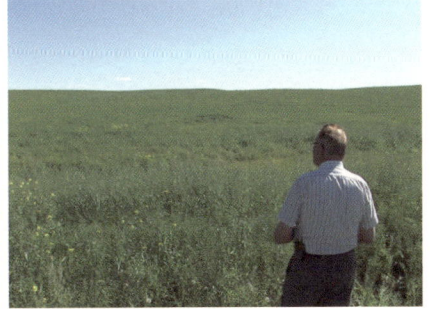

▲ GMO 카놀라로 오염된 들판

사스캐츠완에서 유기농으로 카놀라를 재배하는 농민들은 현재 유전자 조작 기업을 고소한 상태다. 농민들이 유기농 카놀라를 재배할 수 없도록 유전자 오염을 유발했다는 이유다. 실제로 많은 농부들이 유전자 오염 때문에 유기농 재배를 포기한다. 유전자 오염이 너무 광범위하게 퍼져서 토종, 유기농 카놀라와 GMO 카놀라를 구분할 수 없고 새로 유기농 인증을 받기 위해 들여야 하는 시간과 노력을 감당할 여력이 없기 때문이다. 농민들은 허탈하고 소비자는 무엇을 선택해야 할지 막막하다. 슈마이저 씨에겐 평생을 보낸 들판이 이젠 낯설다. 농사를 지을 수 없는 녹색 사막 중간에서 한숨만 길게 쉴 뿐이다.

"유기농 농부는 오염이 되면 농작물도 잃고 신용도 잃습니다. 오염을 정리하고 다시 유기농 인증을 받기 위해선 3~4년이란 시간이 필요합니다. 유전자 오염은 사실상 유기농을 완전히 파괴하는 무시무시한 공격입니다.

이것은 결국 농산업 기업이 농부들에게서 씨앗의 통제권을 완전히 빼앗아 먹을거리 시장 전체를 장악하기 위한 도구입니다. 생각해 보세요. 전 세계의 사람들이 식사를 할 때마다 로얄티를 낸다면 얼마나 많은 돈을 벌까요. 상상이 되세요?"

먹을거리는 상품이기 이전에 하나의 생명체다. 생명체는 자신의 유전자에 수많은 세월에 대한 기억을 독특한 형식으로 간직한다. 유전자는 단순한 분자가 아니다. 정보를 나르는 언어다. 불과 한두 세대 전만 하더라도 농부들은 조상 대대로 심어 오던 농작물을 그대로 심었다. 이 농작물의 씨앗은 대개 같은 지역에서 수백 년, 수천 년 길러진 것들이다. <u>그 기간 동안 지역의 환경에 최적으로 적응한 씨앗 속에는 인간에게 생명을 주는 최선의 방법에 대한 지식이 각인되어 있다. 수많은 우연과 시행착오를 거쳐 검증되고 정착된 정보의</u>

저장고가 유전자이며 씨앗이다.

　유기농은 단순히 살충제나 제초제를 쓰지 않는 농법만을 의미하지 않는다. 인간에게 최선의 생명 에너지를 건네줄 최고의 씨앗을 간직하고 개선하는 일이다. 사실 유전자 조작이 전혀 새로운 일만은 아니다. 농부들은 오래전부터 유전자 조작을 해 왔다. 단, 방법이 자연적이었다. 일단 종의 경계를 넘지 않았다. 야생 작물의 씨앗을 받아서 심어 보고 그중에서도 맛이 좋고 열매가 잘 달리는 개체의 종자만 가려서 다음 해에 심는 방식이었다. 이러한 작업이 오랜 세월을 두고 진행되었다는 점도 중요하다. 새로 도입된 유전자가 기존의 작물에 있던 유전자의 내부 환경과 조화를 이룰 수 있는 시간이 충분했을 뿐만 아니라 외부 환경의 변화에도 자연스레 적응할 수 있는 기회를 가졌을 것이다.

　하지만 유전자 조작 기술은 다르다. 일단 종의 경계를 훌쩍 넘어 버린다. **생선의 유전자를 토마토에 심기도 한다.** 둘째, 유전자의 내부 환경뿐만 아니라 외부 환경도 무시한다. 그래서 지역의 고유한 기후와 토양의 종류, 생태적 건강과는 상관없이 수익을 많이 낼 수 있는 씨앗을 개발한다. 병충해에 잘 견디며 수확량이 많은 종자일수록 인기가 좋다. 흥미롭게도 살충제와 제초제를 반드시 뿌려야 하는 종이라면 더욱 좋다. 씨앗도 팔고 농약도 팔면 돈을 두 배로 벌 수 있기 때문이다.

> ● 추운 기후에 사는 **북극의 생선에서 떼어 낸 유전자를 토마토에 넣으**면 냉해나 서리에 강한 토마토를 만들 수 있다. 하지만 유전자를 완벽하게 통제하는 것은 사실상 불가능하기 때문에 이와 같은 유전자 조작은 예측하지 못한 문제를 낳을 수 있으며 GMO 식품의 안전성에 대해서도 논란이 계속되고 있다

생명의 원리에 입각해서 유전자 조작 작물을 바라보면 직감적으로 불편한 느낌이 든다. 식물도 인간도 생명체라는 점에서는 동일하다. 인간의 유전자를 조작해서 새로운 인간을 만들면 어떤 결과를 가져올까? 두려운 일이다. 그런데 왜 우리는 같은 생명체인 식물이나 동물의 유전자를 조작하는 일에는 예민하게 반응하지 않을까? 유기농이 완전히 사라진 세상은 어떤 모습일까?

기업의 소유물이 된 유전자

문제의 핵심은 특허권이다. 보통 특허가 아니라 생명에 대한 특허라는 점이 중요하다. 살아 있는 생명, 그것도 한 종의 씨앗이 어떻게 특허의 대상이 될 수 있었을까? 미국 정부도 원래는 생명체의 전매 등록을 허가하지 않았다. 식용 작물들은 도덕적인 이유로 전매권에서 제외시켰다. 그러다 1930년대 초 식물 종자 개발자들의 호소로 일부 전매권이 부여되었지만 종자의 다음 세대까지 전매권이 연장 적용되지는 않았다. 하지만 1980년 **차크라바티**(Chakrabarty) **판결**에서 변화가 생겼다. 유전자를 조작한 미생물에 대한 특허를 허가한 것이다. 이제 생명의 자리는 지위와 성격이 완전히 바뀌었다. 생명도 이젠 누군가의 독점적 소유물이 된 것이다.

기업은 유전자 특허를 가지면 그 유전자가 어디로 가든지 소유권을 주장할 수 있다. 유전자가 식물로 가면 그 식물은 특허를 가진 기업의 소유이고 동물로 가도 그 동물의 소유권은 기업이 가진다. 생명은 이제 제품이다. 기업들은 사실상 지구의 생명체를 소유하고 통제하는 엄청난 힘을 가지게 됐다. 유전자

> **차크라바티 판결** 1971년 제너럴일렉트릭(GE)사의 연구원 차크라바티 박사는 기름을 먹는 유전자 조작 박테리아를 배양한 뒤 특허를 출원하고자 하였다. 그러나 미국 특허청은 박테리아는 발명 대상이 아니라 자연의 산물이라는 이유로 심사를 거부했다. 특허청의 결정에 불복한 차크라바티와 GE는 소송을 냈고 1980년 미국 연방 대법원은 마침내 생명에 대한 특허를 인정했다. 이 판결은 그동안 인류의 공동 자산으로 여겨졌던 유전자를 조작해 특허를 얻을 수 있게 된 시발점이 되었다. 이후 생명체 특허 출원이 늘어났고 이를 기반으로 한 산업의 폭발적 성장을 가져왔다.

조작 기업들은 주도면밀하게 이 과정을 준비한 듯 보인다.

1990년대에 유전자 조작 기업들은 종묘 회사들을 사들였다. 유전자 조작을 하지 않은 대부분의 씨앗들이 이들의 소유가 됐다. 씨앗에 대한 완벽에 가까운 통제권은 유전자를 조작한 씨앗의 보급에도 큰 힘이다. 모든 종류의 씨앗을 대체하는 한 종류의 씨앗만으로 세상의 모든 먹을거리를 만들고 통제할 수 있다면 기업은 이윤뿐만 아니라 강력한 정치적·사회적 권력과 영향력을 행사할 수 있을 것이다. 이 얼마나 매혹적인 일인가?

만약 우리 주변의 모든 작물들이 유전자 조작 작물에 의해 오염된다면 어떻게 될까?

유기농을 먹고 건강하게 살아가고 싶은 사람은 그때도 유기농 식품을 먹을 수 있을까? 만약 전부 오염되어 먹고 싶어도 먹을 수 있는 유기농 작물이 없어진다면 그 책임은 누가 질까? 책임 이전에 소비자로서 우리의 선택권은 어떻게 되는가? 잘 관리한다면 유전자 오염을 막을 수도 있을까? 가능할 것도 같지만 자연의 과정은 사람의 기술과 생각으로는 미리 파악할 수 없는 틈을 만들어 낸다.

멕시코에서 벌어진 유전자 오염 사건은 이런 예측 불가능한 현상의 실태를 잘 보여 준다. 1998년 멕시코는 농업 유산을 보호하기 위해 유전자 조작 옥수수 재배를 금지했다. 멕시코는 옥수수의 원산지로 옥수수의 유전적 다양성 면에서 세계 최고를 자랑한다. 전통적으로 수백 종의 옥수수가 재배되어 왔고 습한 기후와 건조한 기후 등 각 지역의 특성에서 잘 자랄 수 있는 내성을 기른 다양한 종자들이 있다. 맛도 다양하고 팝콘용, 토르티야용, 가축 사료용 등 용도에 제각기 맞는 옥수수 종자까지 있을 정도다. 멕시코 인들이 7,000여 년 전부터 길러 온 옥수수는 단순한 식량이 아니라 문화적 정체성의 일부이기도 하다.

전통적인 품종 개량의 기술로 멕시코의 농부들은 옥수수밭을 일부러 야생 옥수수가 자라는 곳 근처에 두었다. 야생 지형에서 자라는 옥수수들이 병충해에 대한 강한 저항력을 진화시키고 이 특성이 수분(受粉)을 통해 경작하는 옥수수들로 옮겨 온다는 것을 이미 알고 있었기 때문이다. 이러한 개량된 특성은 사실 어떤 과학도 만들 수 없다. 재래종은 다양한 지역, 환경이 매우 특수한 소규모 부지에서도 유지되는 식물들이다. 특정 지역의 고도, 서리, 가뭄 등 매우 특수한 환경에 적응한 진화된 생명체이기 때문이다.

반면 산업용 씨앗은 각 지역의 고유한 특성에 관계없이 고른 생산성을 확보하기 위해 표준화한 종자다. 그렇기 때문에 만약 이 종자를 공격할 수 있는 새로운 환경이 만들어지면 큰 재앙으로 이어질 수 있다. 예를 들어 18세기 중반 아일랜드에서는 아주 적은 종류의 감자만을 재배했는데 그 감자들이 병에 걸리자 먹을거리가 없어져 백만여 명의 사람들이 목숨을 잃었다. <u>한 종류만</u>

<u>재배하다 보면 새로운 해충과 질병이 생겼을 때 엄청난 재앙에 이를 수 있다. 그래서 유전적 다양성이 중요하다.</u>

이를테면 건강한 야생과 재래종이 가지고 있는 다양한 유전자들은 위급할 때 엄청난 역할과 효과를 발휘할 수 있는 유전자 약국 같은 가치가 있다. 다양성은 산업적 시스템과는 반대되는 개념이다. 어떤 유전자는 돈이 되지 않을 수 있다. 그런데 지금은 돈이 되지 않지만 나중에는 유익하게 될 수도 있다. 종 가운데 어떤 것이 유용할지 지금은 알 수 없기 때문에 전부 보존해야 하는 것이다. 그런데 이 소중한 유전적 다양성을 유전자 조작 옥수수가 파괴할 수 있다면 어떨까?

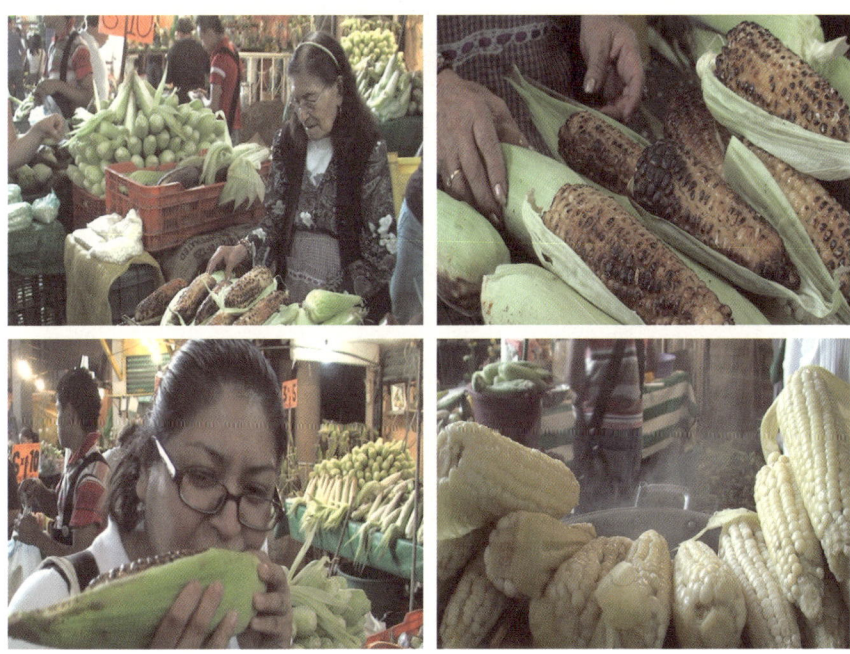

▲ 멕시코 시장의 옥수수들

06 유전자 조작 기술의 경고

실제로 그런 일이 벌어졌다. 미국의 유전자 조작 옥수수들이 수입되면서 유통 과정에서 문제가 생겼다. 사료용이나 가공용 곡물로 수입된 옥수수였지만 멕시코 농부들은 그 차이를 몰랐다. 농부들은 유전자 조작 옥수수의 위험성을 충분히 알지 못하는 상태에서 밭에다 심기 시작했다. 결국 멕시코 재래종 옥수수의 고유한 유전자 서열이 오염됐다.

멕시코 국립 대학 분자 생물학과의 엘레나 알바레스 교수는 정

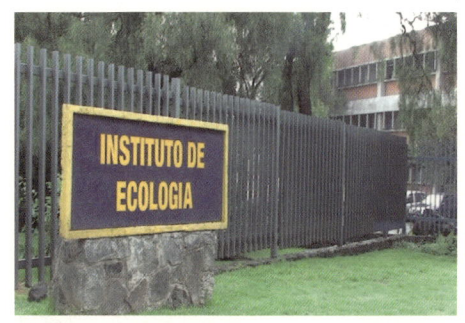

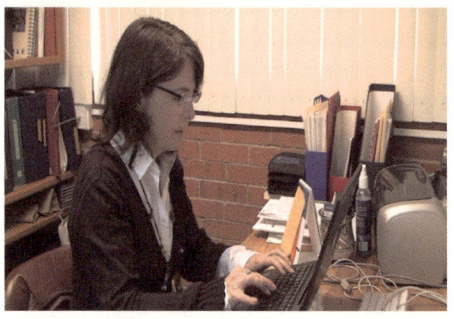

▲ 멕시코 옥수수의 유전자 오염 실태를 밝힌 엘레나 교수

부와 함께 2001년 유전자 오염 논란에 종지부를 찍기 위한 연구에 착수했다. 멕시코의 옥수수 개체군은 매우 복잡한 양상을 띠고 있을 뿐만 아니라 변형 유전자 확산 또한 복잡하고, 복합적이고, 감지하기가 극히 어렵다. 정교한 결과를 낼 수 있는 연구가 필요했다. 그런데 이 연구가 진행되는 동안 멕시코 정부는 알바레스 교수팀과의 협동 연구를 갑자기 중지했는데 그 이유는 확실하지 않다.

문제는 알바레스 교수가 연구 논문을 발표하려고 할 때에도 계속되었다. 기술적, 과학적으로 좋은 평가를 받았음에도 불구하고 영향력 있는 잡지에 발표하기가 어려웠다. GMO와 관련된 연구 논문을 발표하는 일에는 GMO 기

업들의 영향력을 간과할 수 없다. 결국 8년이 지난 2008년에 《분자 생태학 (Molecular Ecology)》 인터넷 판을 통해 논문을 발표할 수 있었다.

옥수수 원산지인 멕시코의 경우 먼저 생각해 봐야 할 문제는 '과연 유전자 변형 기술이 통제 가능한가?' 하는 것이다. 멕시코의 옥수수가 오염되면 세계의 모든 옥수수가 오염되는 것과 마찬가지이기 때문이다.

알바레스 교수는 변형 유전자는 통제 불가능하다고 말한다. 연구팀은 여러 지방의 옥수수에서 변형 유전자를 발견했다. 멕시코 전역에서 빠른 속도로 오염이 진행되고 있다는 의미다. 오염의 경로는 크게 세 가지로 나눌 수 있다.

첫째, 미국에서 대량 수입되는 가축 사료용 또는 공업용 곡물이다. 이 곡물 중 오염된 종자들이 존재할 수 있는데, 불행히도 이런 수입 농산물이 변형 유전자를 내포하는지에 대한 세관 검사는 없다. 둘째, 종자 기업들이 판매하는 하이브리드 씨앗이다. 이 종자들에 대한 정부의 검증 과정이 없는 상황에서 유전자 조작 씨앗이 섞여 있을 수 있다. 알바레스 교수의 연구에 따르면 가장 유력한 오염원이다.

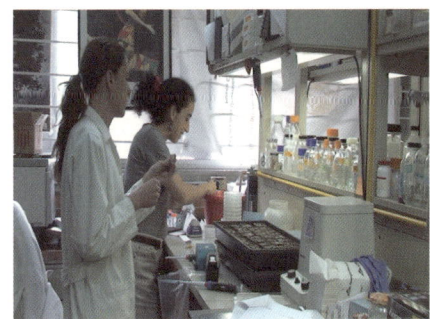
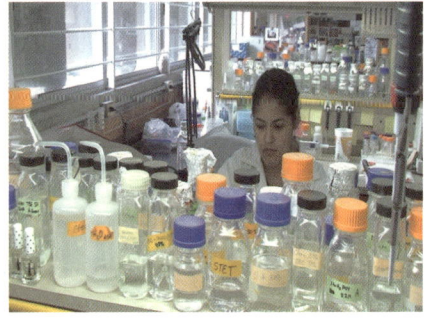

▲ 엘레나 교수의 연구실

이 씨앗들은 꽃가루와 함께 또는 농부들 간의 종자 교환을 통해 확산된다. 멕시코에서는 농부들 간의 씨앗 교환이 매우 보편적이기 때문이다. 씨앗은 농부들 소유이기 때문에 자유롭게 교환 가능하다. 이런 2차 확산을 통해서 수입된 하이브리드 씨앗은 여러 지역으로 퍼진다.

세 번째 경로는 정부다. 정부가 개량 씨앗 사용을 권장하기 위해서 하이브리드 씨앗을 배포하고 있기 때문이다. 하지만 이 개량 씨앗 또한 오염되어 있을 수 있다. 멕시코의 생물 안정성은 큰 위험에 처해 있다. 피해 지역의 농부들은 당장 그들의 옥수수를 '토종'으로 등록하여 판매할 수 있는 권리를 잃었다.

유전자는 리콜이 안 된다

현재 GMO의 문제가 농부들의 권리만이 아니라 궁극적으로 환경과 생태에 부담을 줘 다음 세대에 심각한 폐혜를 끼칠 것이라는 자각이 전 세계적으로 일고 있다. 독일의 젊은이들은 과격한 방식의 저항 운동을 선택했다. GMO가 심어진 옥수수밭에 침입해 갓 심어진 옥수수들을 뿌리째 뽑아내고 그 자리에 토종 옥수수를 대신 심는다. 반탐(Bantam)이라는 이름을 가진 재래종 옥수수를 심으면 일정한 거리 안에 있는 주변 지역엔 GMO 옥수수를 심을 수 없기 때문이다. 이처럼 반탐 옥수수를 심는 모습을 보여 줌으로써, 자신들이 '농지 파괴'를 하는 것이 아니라 '농지 해방'을 위한 투쟁을 하고 있음을 상징적으로 보여 주고자 하는 것이다.

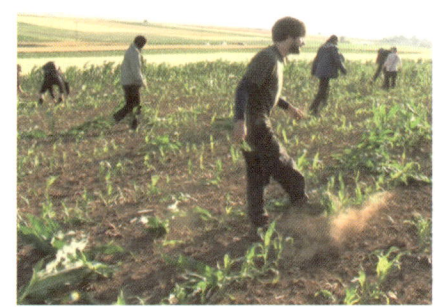 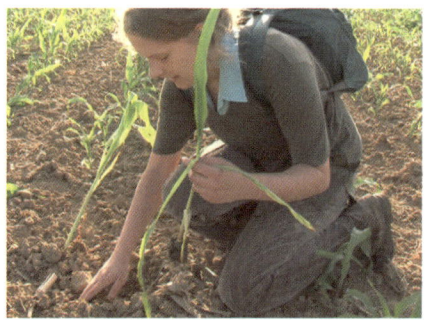

▲ 재래종 옥수수를 심어 GMO에 반대하는 사람들

농지 해방가로 알려진 GMO 반대 단체의 젊은이들의 활동을 두고 사유 농지의 파괴냐, 절박한 항의의 표시냐 하는 논란이 뜨겁다. 농지 해방 모임의 운동가인 프라츠 씨는 이런 활동이 최선은 아니나 이윤 때문에 무책임한 일을 벌이는 기성세대들에게 목소리를 전하기 위한 불가피한 선택이라고 말했다.

"과학자들조차 GMO를 통해 어떤 결과가 초래될지 아직 말할 수 없으며, 유전자를 조작한 후에는 다시 원 상태로 되돌릴 수 없습니다. 그렇게 통제가 불가능해진 상태에서 우리 후세대가 겪게 될 문제가 생기기 전에 저지하자는 겁니다."

이웃 나라 일본도 유전자 오염에 바짝 긴장하고 있다. 2009년 9월 일본 중부의 항구 도시 미에 현에 유전자 오염 실태를 살펴보기 위해 나고야 대학 유전학과의 가와타 마사하루 교수와 시민 단체 사람들이 한자리에 모였다. 수입된 카놀라를 수송하는 차의 경로를 따라 자생하는 GMO 카놀라를 조사하기로 했다. 수송차를 추적하던 가와타 교수가 갑자기 차를 세우더니 도로에서 뭔가를 뽑아 왔다. GMO 카놀라가 아스팔트가 깔린 도로 위에서도 뿌리를 내리고 자라고 있었다.

철길 옆에서도 의심이 가는 카놀라를 무더기로 발견했다. 도로가에서 자라던 카놀라가 씨를 퍼뜨렸을 가능성이 컸다. 이전에도 한 송이가 아니라, 증식을 해 군락을 이룬 경우를 발견했다. 의심이 되는 것들은 즉시 뽑아 버리지만 완전히 없애는 것은 이미 불가능하다. 작고 가벼운 카놀라 씨앗은 바람을 타고 온 사방으로 번진다.

항구에서 가공 공장으로 운송되는 중에 떨어진 씨앗이 자체적으로 발아한 것이 일본 유전자 오염의 시작이다. 도로 옆, 인도 위 이곳저곳에 자리 잡

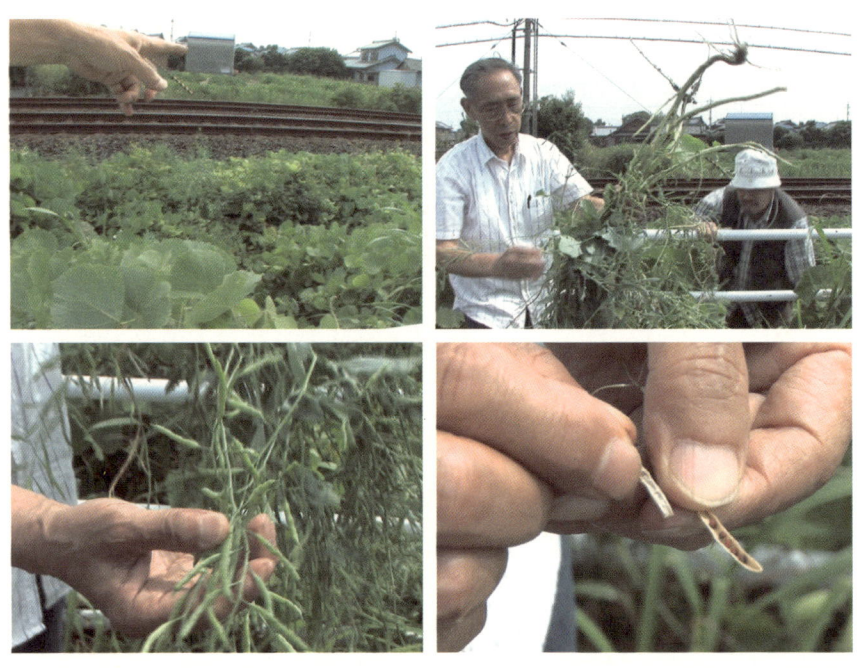

▲ 철길 옆에서 자생하고 있는 GMO 카놀라

은 식물의 생명력은 섬뜩할 정도로 질기다. 과연 이 카놀라들은 유전자 조작 카놀라일까? 가와타 교수는 현장에서 수거한 카놀라의 성분을 간단한 분석을 통해 알아보았다. 결과는 예상대로 GMO 성분이 검출됐다.

"빨간 선이 두 줄이면 양성입니다. 제초제 저항 단백질이 들어 있다는 뜻이지요. 어떤 경우에는 두세 가지 변형 유전자가 동시에 검출됩니다. 지금은 수송 차량에 대책을 세워서 흘러넘치지 않지만, 전에 흘린 카놀라가 퍼져서 늘어나고 있습니다. 이건 재앙입니다."

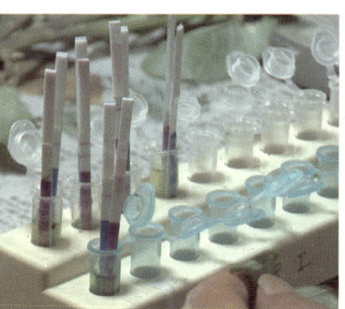 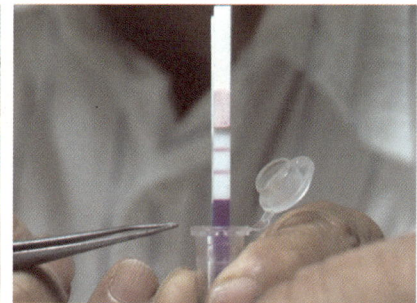 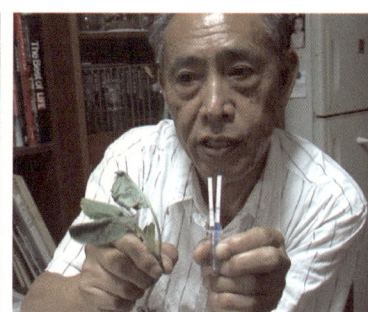

▲ GMO 유전자 검사 결과를 보여 주는 가와타 교수

그렇다면 우리나라는 안심할 수 있을까? 2008년에도 140만 톤 이상의 GMO 옥수수가 수입됐다. 옥수수는 특수 운송 차량에 실려 전국 각지의 사료 공장과 식품 가공 공장으로 운송된다. 이 과정에서 옥수수 알갱이가 떨어져 자체적으로 발아하는 일이 우리라고 예외일 수는 없는 일이다. 이동 경로를 따라 탐색을 하던 중 GMO 곡물을 사료로 가공하는 인근 도로가에 심어져 있는 옥수수가 눈에 띄었다. 주변 사람들은 곡물 차에서 떨어지는 옥수수를 심심풀이로 심기도 하는데 그중 하나로 보인다고 말했다.

수송 차량은 곡물이 바람에 날리거나 떨어지지 않게 특수하게 제작된 차량이지만 문제를 완전히 차단하지는 못한다. 검사 결과 이 옥수수들은 GMO 옥수수로 밝혀졌다. 인근 사료 공장뿐만 아니라 언제 어느 곳에서 곡물이 떨어져 유전자 오염의 진원지가 되고 있는지 알 수 없는 일이다. 수송 차량에 대한 안전 점검을 시작한 것은 극히 최근의 일이기 때문이다. 어느새 우리 땅에서도 유전자 오염이 소리 없이 번져 가고 있다. 인천 도시 생태 환경 연구소의 박병상 소장은 유전자 오염은 한마디로 쏟아진 물을 다시 담을 수 없는 것과 마찬가지라며 경각심을 일깨운다.

"일단 생태계에 GMO 옥수수가 퍼지고 먹을 게 그것밖에 없는데 나중에 봤더니 문제가 생겼다. 그러면 어떻게 할까요? 그때 대책을 세울 수 있을까요? 유전자는 리콜이 안 됩니다. 살아 있어요. 화학 물질로 인한 오염은 그 화학 물질을 회수하면 됩니다. 하지만 유전자는 끊임없는 자기 복제를 통해 증식하고 퍼져 나갑니다. 우리 주변도 녹색 사막으로 변할 수 있습니다."

유전자 조작의 결과가 현재 환경에 아무 이상이 없다면 앞으로의 환경에도 아무런 문제가 없을까? 박 소장은 앞으로 변화할 환경에서 조작된 유전자가 어떻게 작용할지 예측할 수 없다고 말한다. 돌연변이는 현재 환경에 대체로 열성이지만 환경이 바뀌면 어떻게 발현할지 누구도 예측할 수 없다. 독성을 만들어 내는 유전자가 현재는 열성이지만 환경이 바뀌어 우성으로 변하면 큰 문제가 일어난다. 그렇다면 환경 변화는 예측 가능할까? 하지만 30년 전 지금의 환경을 짐작했던 이가 있었을까?

유전자 조작 기업들은 이런 우려에 대해 '실질적 동등성'이라는 개념으로 맞선다. 일반 옥수수와 GMO 옥수수 사이에는 영양 성분 등이 실질적으로 동등하기에 어떠한 차별도 받아서는 안 된다는 것이다. 유전자가 조작된 농작물을 먹은 사람에게 알레르기가 발생한 사례가 있지만 알레르기는 유전자가 조작되지 않은 식품을 먹어도 나타나는 법이니, 알레르기를 문제 삼지 말라고 주장한다. 그럴 듯한 것처럼 보여도 실상을 가리는 말이다.

유전자가 조작되지 않은 식품을 먹어도 알레르기가 나타나는 사람은 최소한 자기가 그런 음식을 먹으면 탈이 난다는 것은 알고 피할 수 있다. 그러나 GMO 식품은 그렇게 하기가 쉽지 않다. GMO 식품인지 아닌지 현재로서는 알기 힘들기 때문이다. 게다가 전통 종자에는 없는 문제를 일으킬 수 있는 새로운 단백질이 공학자들의 의도와는 상관없이 생길 가능성도 배제할 수 없다.

도대체 왜 이런 논란에도 불구하고 유전자 조작을 강행하려는 것일까? 이윤 때문이다. 농업에서 종자는 시작이요, 끝이다. 종자의 생물학적 본성을 통제하는 것은 농업 생산의 전 과정을 통제하는 결정적 요소이기 때문이다. 작물 재배에서는 종자가 농약이나 비료 같은 다른 투입재의 성격을 결정한다. 나머지는 모두 종자의 시녀다.

비료나 농약 같은 농업 투입재는 종자가 가지고 있는 유전적 특징을 발현하도록 촉진할 수 있어야 한다. 농부들로 하여금 질소 비료를 대량으로 사용하게 하려면 질소 비료를 많이 투입해야 하는 종자를 키우게 하면 된다. 토마토와 같은 과일도 기계로 수확하기 좋은 모양이 되도록 유전자를 조작하면 기계까지 한꺼번에 팔 수 있다. 그것도 특허를 바탕으로 독점적으로 할 수 있다. 이런 좋은 장사를 할 수 있는 방법이 눈앞에 있는데 이윤을 올리는 게 존재의 목적인 기업이 어떤 선택을 하겠는가?

유전자 조작 기술은 세력을 한층 더 넓히고 있다. 미국에서만 유전자 조작 카놀라, 옥수수, 목화, 콩이 1996년 370만 에이커(1에이커는 약 4,047제곱미터)에서 2006년에 1억 에이커로 증가했다. 이 규모는 점점 더 커지고 세계적으로도 확산되고 있다. 유전자 오염도 물론 확산될 전망이다.

!Tip

유전자 조작 식품의 위험성을 경고한 스타링크 사건

사실 유전자 조작 기술이 의료용으로 쓰일 때는 안전한 연구소의 통제된 조건에서 많은 생명을 구하는 제품을 개발하는 데 큰 공헌을 할 수 있다. 그러나 유전자가 조작된 식물은 약물과는 경우가 다르다. 식물들은 생식을 하기 때문에 자연에 노출시켜 확산되면 통제할 수가 없어진다. 약은 아플 때만 먹지만 음식은 늘 먹어야 한다.

그럼에도 불구하고 유전자 조작 식품은 시장에 모습을 드러냈다. 대중에게 알려진 최초의 유전자 조작 식품은 토마토였다. 하지만 1994년에 처음 출시된 '무르지 않는 토마토(Flavr Savr)'는 성공하지 못했다. 소비자들도 선호하지 않았고 장거리 수송을 위한 선적 과정에서 쉽게 터지고 망가져서 상품성이 떨어졌다. 대부분의 토마토는 장거리 수송을 하기 위해서 충분히 익기 전에 선적을 하기 때문에 덜 익은 상태에서 수확을 해 단단한데 반해 이 토마토는 익은 상태에서 수확을 하니 수송에 적합하지 않았기 때문이다. 최초의 유전자 조작 식품은 대중에게 제대로 알려지기도 전에 시장에서 사라졌다.

이후 콩, 옥수수, 감자 등으로 GMO의 품목과 비율은 점점 늘어났다. 유전자 조작 식품의 문제점을 대중들에게 각인한 해는 2000년 스타링크(Starlink) 사건이 터졌을 때다. 스타링크는 GMO 옥수수 종자 가운데 하나로 미국에서 사료용으로만 허가를 받았으나 일반 옥수수에 섞여 들어서 식품 제조에 사용되었다. 사람이 먹기에 부적합한 이 옥수수가 들어간 음식을 먹은 수천 명의 사람들이 알레르기 반응을 보였다. 리콜을 하자 슈퍼마켓의 진열대들이 텅 빌 정도로 파장이 컸고 수입국인 우리나라에서도 리콜을 실시했다.

처음에는 누구도 알레르기의 원인을 몰랐다. 한 공공 단체가 나서서 유전자 조작 여부를 검사하지 않았더라면 밝혀지지도 않았을 이 사건을 통해 많은 사람들이 GMO에 대한 정부의 검증 능력에 의문을 제기했다. 유전자 조작 식품은 우리가 모르는 사이 슈퍼마켓의 선반에 놓일 수도 있기 때문이다.

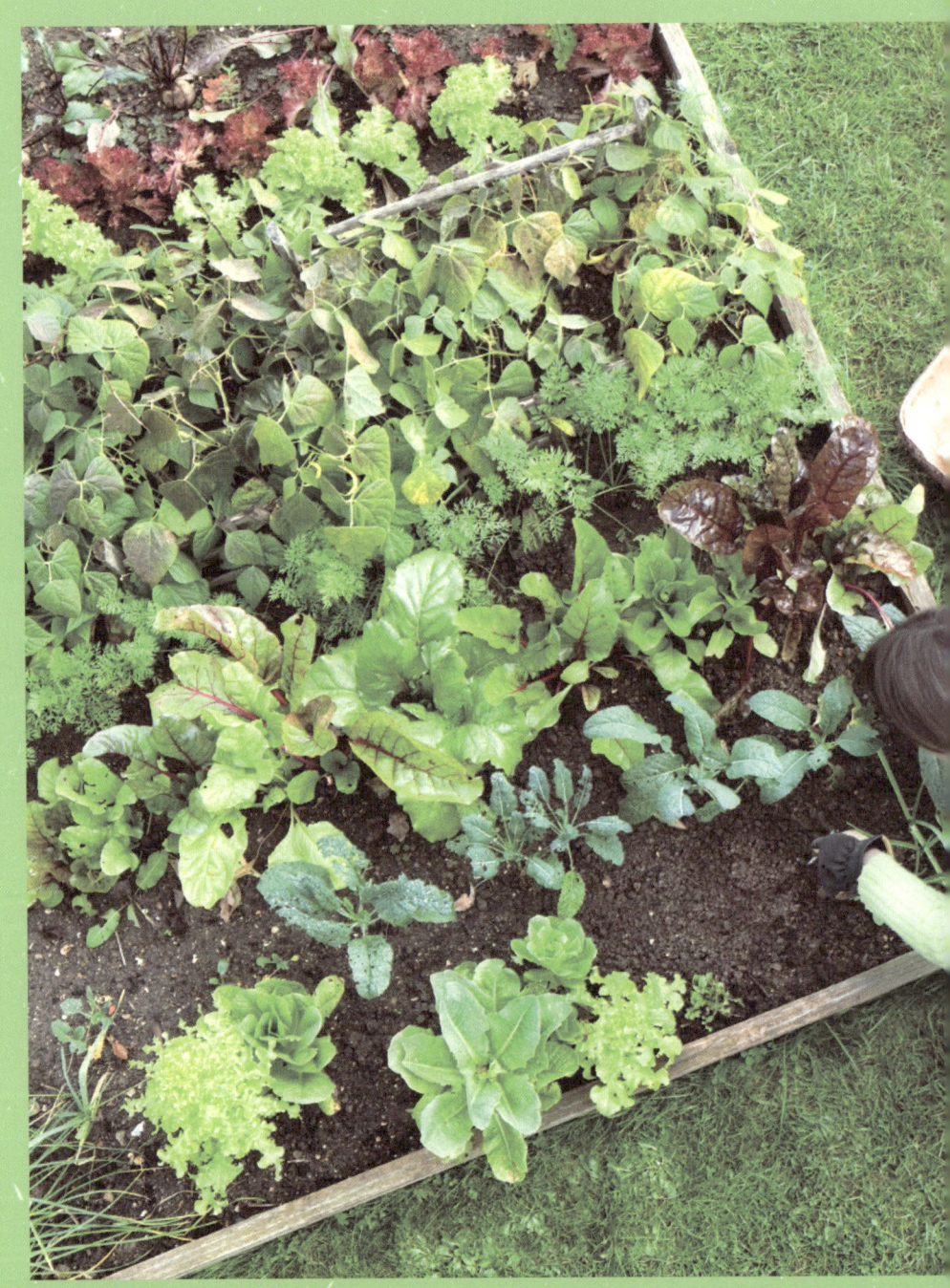

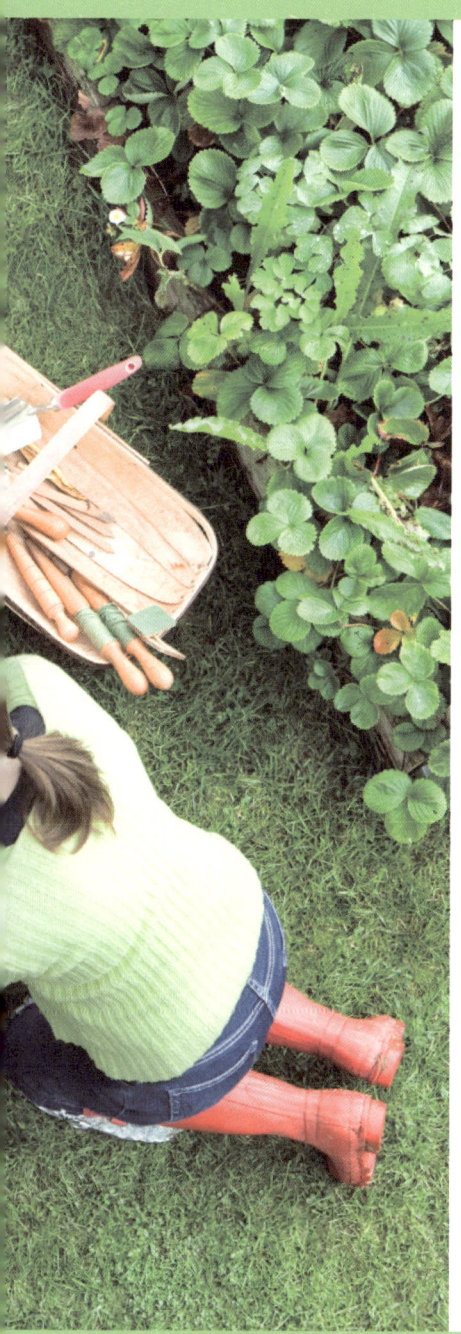

3부

페어푸드, 도시에 실현되다

Choosing Life

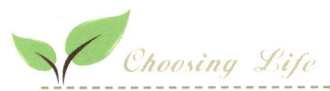

치유하는
농업의 시작

07

먹을거리의 회복을 꿈꾸다

우리가 살고 있는 현대 사회는 거대하게 갈라져 있다. 한편에는 스스로를 자연의 일부라고 생각하는 사람들이 있다. 다른 쪽에는 인간이 자연의 바깥에 존재한다고 생각하는 사람들이 있다. 이들은 자신들이 생명을 지배하는 법칙이나 과정에 종속되지 않은 특별한 영역에 속해 있다고 생각한다. 이 두 진영 사이에 존재하는 좁혀질 수 없는 생각의 차이가 먹을거리와 인간의 건강을 둘러싼 긴장과 갈등을 빚어낸다.

산업적 농업 시스템의 목표는 뚜렷하다. 이윤 추구다. 유전자 수준에서 생명에 변형을 가하는 일도 효율성을 중심 가치로 삼아 목표의 달성을 지향하는 사고방식에서는 당연하다. 반면 스스로를 자연의 일부로 생각하는 사람들은 생태학적으로 접근한다. 생태학은 조화의 과정이며 목표도 없다. 지금 여기에 존재하는 모든 것의 가치를 인정하는 깨달음에서 시작한다. 먹을거리에 대한 생태학적인 접근은 식물이 이 세상에 살아가는 과정과 우리에게 먹을거리를 제공하는 과정, 그리고 이러한 활동이 자연 생태계에 끼치는 영향을 총체적으로 고려한다.

인간이 참여하는 모든 과정 속에는 가치가 내재되어 있다. 우리가 깨달음과 조화라는 가치를 버리고 효율성과 생산성이라는 가치를 선택해 온 지난 세월은 너무나 많은 변화를 가져왔다. 생태계의 균형을 깨뜨렸고 이는 우리 삶의 통합적 건강을 파괴했다. 궁극적으로 문화와 영적인 가치들마저 오염시켰다. 먹을거리를 차가운 이윤 중심의 시스템으로 옮겨 놓으면서 우리는 먹을거리와 인류 사이의 가장 심오하고 본질적인 연결 고리를 끊어 버렸다. 우리에게 생명의 양분을 공급해 주는 '성찬(聖餐)'이 '제품'으로 변하면서 우리의 몸 자체도 시장이 되어 버렸다.

이런 의미에서 우리의 몸은 이미 자본의 식민지다. 더 늦기 전에, 더 막다른 길에 다다르기 전에 대안을 찾을 수 있을까? 다행히 생태와 이윤이라는 불가능한 조합의 공존을 가능하게 하는 방법을 알아낸 사람들이 있다.

풀을 농사하는 농부

미국 버지니아 주에 있는 방목 농장인 폴리페이스(Polyface) 들판에서 소들이 어슬렁대며 풀을 뜯고 있다. 멀리 숲이 배경을 이루고 있으며 구불구불한 시내가 흐른다. 닭과 칠면조, 토끼와 돼지들도 함께 기르는 이 농장의 주인은 조엘 샐러틴 씨다. 그는 자신을 '풀을 농사하는 사람'으로 소개한다.

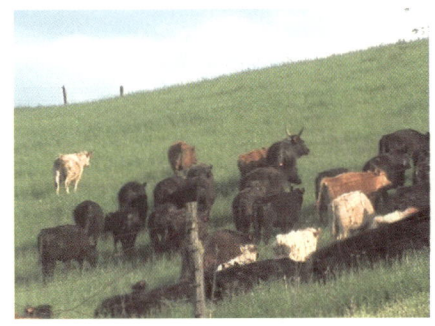
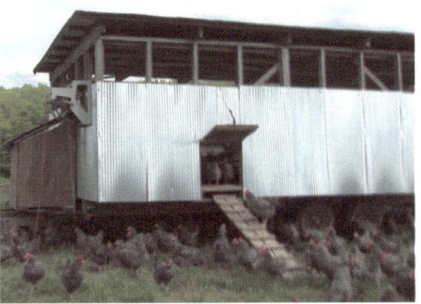

▲ 폴리페이스 농장의 모습

그는 목초지와 숲이 어우러진 이곳에 풀을 중심으로 한 생명의 순환 고리를 완성했다. 다른 말로 하자면 '잡초를 기반으로 한(grass-based) 농장'이다. 잡초의 힘으로 그는 폴리페이스 농장을 미국에서 가장 생산적이고 영향력 있는 대안 농장으로 만들었다.

"유기농이라고 해서 모두가 초원에 방목해서 기른 건 아닙니다. 요건만 적당히 맞추면 3,000마리의 소들을 우리에 가둬 두고도 유기농이라 할 수 있지요. 하지만 진짜 초원에서 자라야만 영양 성분에 의미 있는 차이가 생깁니다. 동물들이 초원에서 섭취하는 풀에서 고도 불포화 지방, 공액리놀레산(우유와 소고기에 들어 있으며 체지방 감소 효과가 있다.), 오메가3 등의 영양소가 공급됩니다. 고기의 맛과 결도 달라집니다. 그래서 저는 스스로를 풀을 기르는 농부(grass farmer)라고 생각합니다."

샐러틴 씨는 소들이 풀을 뜯는 초지에서 멀리 떨어진 자리로 이동하더니 두 손을 입 앞에 모으고 카우보이 특유의 소리를 내 소들을 힘껏 불렀다. 수백 마리의 소떼가 그가 있는 곳으로 이동하기 시작했다. 이곳에선 자연과 생명이

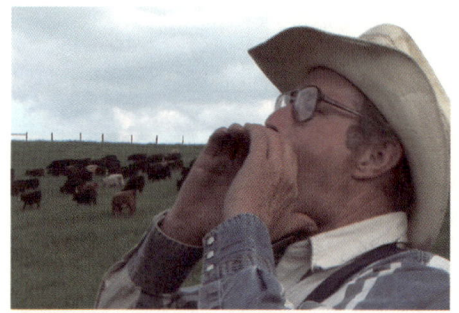

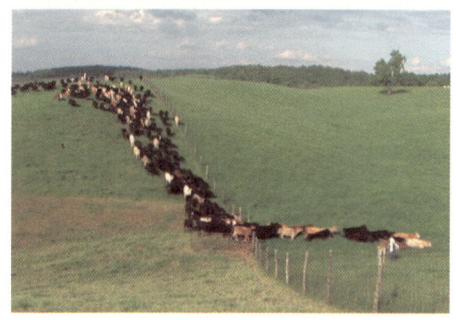

▲ 소들을 부르는 조엘 샐러틴

되살아나는 것 같다. 오랫동안 고민하고 가꾸어 온 노력의 결실이다.

그의 목표는 소들이 세렝게티나 아메리카 대평원의 들소 떼들처럼 자유롭게 다니며 자라는 것이다. 그는 풀과 소가 유지해 온 수백만 년 동안의 공진화(共進化)를 믿는다.

아프리카의 대초원인 세렝게티에서 자라는 풀은 힘없고 나약한 수동적인 사료들만은 아니다. 또 떼를 지어 초원을 누비는 얼룩말과 누도 아무렇게나 먹이를 뜯어 먹는 게 아니다. 세렝게티에서 초식 동물에게 뜯기는 풀은 그렇지 않은 풀보다 두 배나 크게 자라고, 새롭게 자란 풀은 더 조밀하고 영양분도 풍부하다고 한다. 따라서 이동 과정을 적절하게 조절해 주면 풀의 생산량이 비약적으로 증가할 수 있다. 떼를 이뤄 다니는 소들은 또 풀을 고루 뜯어서 다시 자라게 한다. 소가 항상 같은 자리에 머문다면 좋은 풀만 골라서 뜯어 먹어 나쁜 풀이 무성해지게 만든다. 이동하는 소 떼는 초원의 다양성을 유지하는 일종의 정원사 역할도 한다.

소와 풀 사이의 관계는 더 큰 의미에서 생태와 환경, 에너지의 문제까지 포함한다. 우리는 풀을 땅 위의 생물이라고 여긴다. 하지만 땅 밑부분에는 뿌리도 있다. 대다수 식물은 태양에서 받는 에너지의 반 이상을 뿌리가 자라게 하는 데 쓴다. 지상의 식물이 동물을 먹여 살리는 생명의 밥이 되듯이 지하의 뿌리도 흙 속에 자리 잡은 많은 생명체를 먹여 살리며 공생 관계를 맺는다. 북아메리카의 대초원인 프레리를 보면 땅 위의 식물 생물량보다 땅속의 식물 생물량이 더 많다. 풀은 땅 위와 밑으로 대칭을 유지하면서 성장하다가 소가 지상의 풀을 뜯으면 그 먹힌 양만큼 아래쪽의 뿌리를 버리는데 이것이 지상의 탄소를 빨아들여 흙 속에 저장하는 역할을 한다. 기후 온난화 해결에도 한몫하는 것이다.

그런데 폴리페이스 농장에 있는 초지의 규모는 방목하고 있는 소의 숫자에 비하면 턱없이 모자란다. 소 한 마리당 1에이커의 초지가 필요하다고 한다. 풀들이 금방 바닥이 날 정도다. 그런데 놀라운 것은 목초지가 전혀 손상되지 않는다는 사실이다. 그 비밀은 샐러틴 씨가 고안한 '순환의 과정'에 있다.

소들은 무릎 길이의 풀을 단숨에 먹어 치운다. 이런 농장이 몇 개가 더 있어야 소들의 왕성한 식성을 채울 수 있다. 그는 구획을 나누어 소들을 순환 방

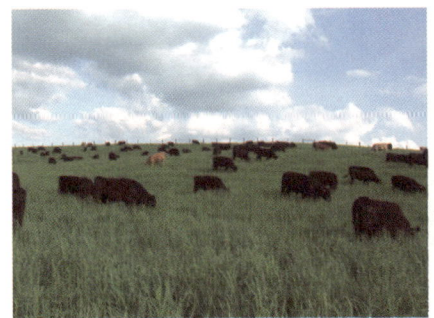
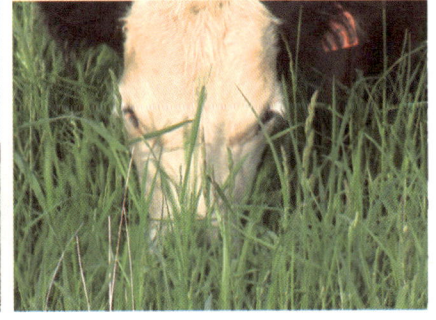

▲ 풀을 뜯고 있는 소떼들

목하는 방식으로 문제를 해결했다. 풀이 자랄 시간을 벌기 위해서다. 소들의 식성도 고려했다. 구획이 나뉘지지 않은 초지에서 소들은 좋아하는 풀들을 집중적으로 뜯어 먹는다. 다시 자랄 틈이 없어진 이 풀들은 여름 내내 낮은 높이로 유지된다. 반면 잠깐의 여유만 줘도 상황은 달라진다. 다른 농장이 풀을 1모작한다면 샐러틴의 농장에선 3모작, 4모작도 하는 셈이다. 그저 단순히 방목만 하면 풀이 효율적으로 자랄 짬이 없다. 효율성이 필요하다. 그러나 이 효율성은 자연과 생태의 본성을 이해한 깨달음에서 비롯되는 효율성이다.

풀을 빨리 자라게 하는 숨겨진 비법도 있다. 바로 닭이다. 자유롭게 다니다가도 때가 되면 닭들은 알아서 닭장에 들어와 알을 낳아 둔다. 닭을 알 낳는 기계로 취급하지 않아도, 좋은 달걀을 척척 낳는다. 닭이기 때문이다. 매일 신선한 달걀이 넘칠 만큼 쏟아진다.

"기술을 사용하지만 닭의 본성을 존중하는 기술만을 선호합니다. 그러니까 벌레를 잡아먹기 위한 부리와 땅을 파기 위한 발을 쓸 기회를 주는 것이지요. 산업적인 사육 시설에서는 부리와 발을 다 잘라 버립니다. 그대로 두면 닭

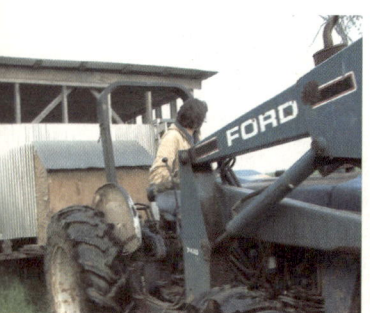 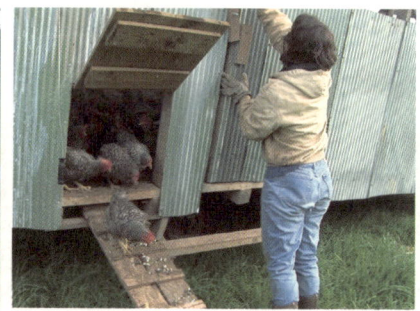 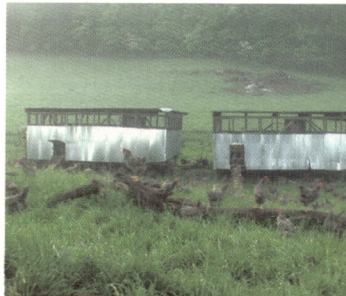

▲ 이동식 닭장의 모습

들은 할 일이 없기 때문에 서로를 공격하고 괴롭혀 손해를 입히기 때문이죠.

미래에는 닭의 부리를 아예 없애는 유전자를 사용하거나 돼지의 스트레스 유전자를 제거한 뒤 더 좁은 우리에 돼지를 가둬 두는 일도 가능할 겁니다. 하지만 식물과 동물을 불경스럽게 보는 문화는 사람도 마음대로 조종하려 듭니다. 우리가 닭을 존중하는 것이 우리가 사람들의 사람다움을 인정하는 철학적, 윤리적, 도덕적 근간이 된다고 봅니다."

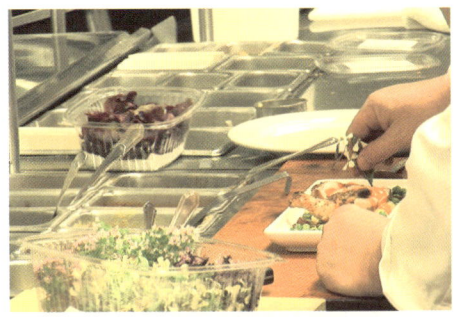
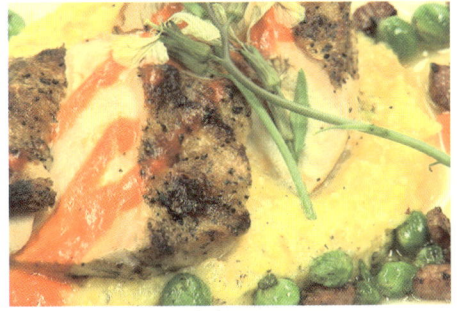

▲ 폴리페이스 농장의 고기로 만든 요리

이곳의 닭들은 달걀을 낳는 일 외에도 특별한 임무가 더 있다. 농장에선 매일 아침 신기한 작업이 이뤄진다. 아침마다 닭장 전체를 이동시키는데 '에그 모빌(egg mobile)'이라고 부르는 독특한 이동식 닭장은 직접 만든 것이다.

닭장은 비로 소들이 풀을 뜯고 떠난 자리로 옮겨진다. 이제 닭들이 농장의 일꾼이 된다. 소의 배설물에 생기는 유충을 닭이 찾는 과정에서 또 다른 순환의 과정이 시작된다. 닭들은 소똥 속에 있는 벌레와 유충을 잡아먹는 과정에서 단단한 발톱으로 소똥을 흩어 놓는다. 거름을 뿌리는 격이다. 기생충도 제거한다. 완벽한 순환 시스템이 착착 돌아가는 셈이다.

게다가 닭들은 귀중한 선물을 보탠다. 바로 영양가 높은 풀을 먹고 낳은 '초유기농 달걀'이다. 농장에서 생산된 달걀과 고기는 지역의 시장과 음식점에 판매된다. 샐러틴 씨의 오랜 고객인 레스토랑의 주방장은 폴리페이스 농장의 생산물과 공장식 농장의 생산물이 한눈에 차이가 난다고 말한다. 폴리페이스 농장의 달걀은 알도 크고 색도 밝다. 손님들의 반응도 뜨겁다. 그런데 처음엔 좀 달랐다고 한다. 지금은 손님들이 이 농장의 고기를 따로 주문할 만큼 인기 메뉴로 자리 잡았지만 처음엔 모두들 닭고기 색이 이상하다며 낯설어 했다. 이미 공장식 축산업의 고기에 익숙해졌기 때문이었다.

샐러틴 씨는 자연의 방식을 존중하려는 자세로 노력하면 꼬일 대로 꼬인 현대의 문제를 반드시 해결할 수 있다고 말한다. 그러나 근본적으로 잘못된 접근은 뒤틀린 문제를 더 복잡하게 할 뿐이라는 게 그의 믿음이다.

기적의 사과

순리를 따르면 기적도 따라온다. 일본은 한 농부가 만든 사과에 열광하고 있다. 이 농부의 사과는 썩지 않는 '기적의 사과'로 불리고 있다. 이미 2년이 넘은 사과가 썩지 않고 좋은 냄새가 난다. 믿기 어려운 일이지만 엄연히 눈앞에 증거까지 있다. 그런데 놀랍게도 이 기적의 비밀이 '아무것도 주지 않는 것'이라고 한다. 농약도 주지 않고 퇴비조차 주지 않는다. 과연 가능한 일일까?

일본 아오모리 현, 기적의 사과를 길러 낸 기무라 아키노리 씨의 과수원에 사과가 풍성하게 열렸다. 기적의 맛은 어떨까? 동행한 한국의 전문가들은 사과 맛에 감탄사를 연발했다. 완전히 숙성되어서 달콤한 맛이 깊게 배어났다. 기무라 씨는 사과나무의 신기한 능력으로 이야기를 시작했다. 곁에 있던 사과를 하나 따서 보여 주는데 거뭇거뭇한 반점들이 있다.

"이곳의 사과나무는 신기한 능력이 있습니다. 사과에 검은 반점이 생기는 흑성병을 스스로 자연 치유합니다. 비료 농약을 사용하면 볼 수 없는 현상입니다. 사람도 마찬가지 아닐까요? 사람의 몸도 지금 병이 굉장히 많은데 스스로 치유하지 못합니다. 병에 약하고 환자가 굉장히 많아요. 음식이 변했기 때문에 자연 치유력이 약해졌기 때문이 아닐까요? 원래 사람의 몸은 병을 자연스럽게 치유할 수 있는데 약을 먹고 먹을거리가 나빠져서 그 힘을 잃었다고 생각합니다."

흑성병이 걸린 사과는 반점이 번지다 결국엔 터지면서 못 먹게 된다. 사과 농사를 망치는 큰 병이다. 이런 골치 아픈 병이 돌아도 나무가 스스로 자연 치유를 하니, 농약을 칠 필요가 없다. 기무라 씨의 사과나무에서만 볼 수 있는 독특한 현상이나. 또 사과나무 잎들도 병이 난 부분을 가위로 오려내듯 스스로 동그랗게 잘라내 버리는 독특한 능력도 있다. 확인을 위해 반점낙엽병의 병균을 사

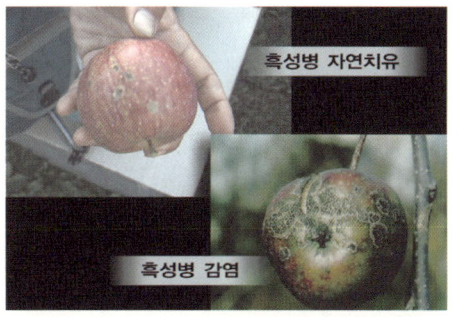

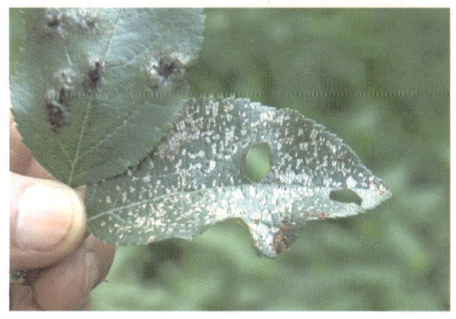

▲ 자연 치유 능력을 보여 주는 기적의 사과

과 잎에 일부러 발라 지켜봤더니 역시 구멍을 뚫어 떨어뜨렸다. 과학적으로 해명이 되지 않는 현상이다. 생명은 언제나 과학보다 저만치 앞서 가면서 스스로의 길을 찾는다.

거짓말 같은 농사는 자연에 대한 깊은 깨달음에서 비롯된다. 모든 사람이 불가능하다고 여겼던 자연 재배의 비밀은 땅이 가진 본연의 힘을 살리는 것이다. 답은 사과나무가 아니라 흙이다. 사과밭의 흙은 놀라웠다. 땅이 부드러워 손을 넣으니 힘을 주지 않아도 쑥쑥 들어간다. 보통 과수원 땅보다 훨씬 부드럽고 좋은 향까지 난다. 인적이 없는 산에서 볼 수 있는 향기로운 땅의 냄새가 났다. 색도 검은빛을 띨 정도로 진하다.

표면만이 아니라 땅속의 상태도 궁금했다. 토양 검사를 하는데, 우선 검사 장비가 깊은 곳까지 쑥 들어간다. 토층이 어느 정도까지 어떤 상태를 유지하는지 보면 흙의 질을 판단할 수 있다고 한다. 농약과 화학 비료를 사용하는 이웃 과수원의 흙과는 차이가 크게 났다. 기무라 씨의 땅은 지하 깊은 곳까지 진한 검은 색을 유지하고 있었다. 유기물이 풍부하다는 의미이다.

기무라 씨의 무투입 농장의 흙은 140센티미터까지 부드러운 물질로, 약 두 배 이상의 뿌리 영역을 가지고 있다. 사과의 생육에 필요한 양분과 수분을 빨아들이기 훨씬 유리한 조건이다. 흙의 상태는 뿌리에 영향을 준다. 기무라 씨의 땅에선 나무가 깊고 넓게 뿌리를 뻗어 비료 없이도 충분한 영양을 구할 수

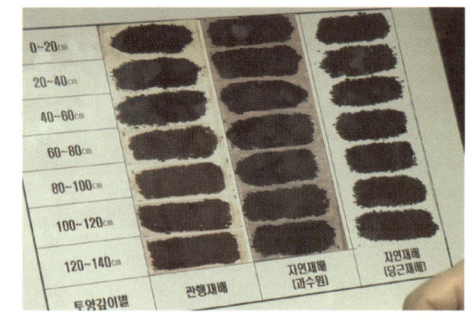

▲ 자연 재배와 관행 재배의 토양층 비교

있는 것이다. 어떻게 이런 좋은 흙을 만들어 낸 걸까?

기무라 씨의 과수원에서는 풀이 무릎까지 올라온다. 게으른 농부라 흉볼 일 같지만 오히려 이게 비결이다. 풀 덕분에 기온이 올라가도 땅의 온도는 시원하고 쾌적한 20도 전후를 유지한다. 사과나무는 아한대 작물이라 땅이 시원하면 좋다. 그런데 이보다 더 근본적인 이유는 따로 있다.

"산의 모습을 재현했습니다. 산에 있는 나무는 비료나 농약을 주지 않아도 잘 자랍니다. 100년, 200년씩 산이라는 생태를 유지하지요. 반면 사람이 재배를 하면, 나무보다 사람이 편하도록 관리를 합니다. 비료를 주고, 농약을 주고, 그렇게 되면 자연 스스로 해충을 제어하는 힘이 떨어져 벌레가 들끓습니다.

이 밭도 처음엔 벌레 천국이었어요. 농약을 사용하지 않으니까 벌레 천국이 되어서 매일 가족이 다 함께 벌레를 잡았어요. 그런데 지금 이러한 산의 생태를 만들었더니 벌레들이 사라졌어요. 사과나무도 건강해졌습니다."

이 과수원에는 여느 잡초와 달리 땅을 기름지게 하는 잡초가 자란다. 하지만 이렇게 만들기까지 그의 여정은 험난하기만 했다. 무농약, 무화학 비료 재배에 도전한 이유는 아내 때문이었다. 농약 알레르기가 생긴 아내는 피부가 옻이 오른 것처럼 변하고 눈도 심하게 부었다. 농약 뿌리는 횟수를 줄여나갔다. 보통 열세 번을 뿌리던 것을 차츰 줄여나가다 한 번만 뿌렸다. 그래도 사과 수확은 할 수 있었다. 사신감을 얻어 마침내 아예 농약을 뿌리지 않았지만 사태는 심각했다. 한 번이라도 뿌리는 것과 전혀 뿌리지 않는 것은 하늘과 땅 차이였다.

자연 재배가 가장 힘든 작물이 사과다. 무모한 도전의 결과는 뻔했다. 벌레가 들끓고 잎부터 병들기 시작해서 나무 전체가 말라 죽기도 했다.

9년 동안 사과 한 개 열리지 않았고 끼니도 잇기 어려워졌다. 그러다 가혹한 시련에 자살하려고 오른 산에서 갑자기 답을 찾았다. 보잘것없어 보이는 풀의 역할을 놓치고 있었던 것이다. 기무라 씨는 인간의 손길이 없어도 나무가 잘 자라는 산의 생태를 그대로 재현하기로 결심하고 풀을 베지 않고 놔뒀다.

철저하게 자연의 생태를 재현하자 신기하게도 좋은 풀이 자라기 시작했다. 영양이 되는 성분을 만들어 주는 풀이었다. 그렇게 10년째 되던 해, 드디어 사과 꽃이 피었다. 10년 만에 겨우 사과 꽃 일곱 개를 얻었다. 열매를 맺은 건 겨우 두 개였다. 그 두 개마저 제대로 자라지 못한 부실한 열매였다. 그런데도 그는 희망을 보았다.

"올해 일곱 개가 폈으니 내년에는 반드시 밭 전체에 꽃이 필거라고 생각했어요. 다음 해가 되자 사과 꽃이 전부 다 폈고 가을엔 밭 전체에 빼곡히 사과가 다 달렸습니다."

정말 바보 같은 사람이다. 그러나 그는 태연했다. 땅이 자연 상태로 회복되고 있다는 확신이 있었기 때문이다. 꽃이 폈고, 드디어 사과도 열렸다. 마을의 바보가 기적을 만들어 낸 순간이었다.

땅은 어떻게 스스로를 변화시킬 수 있었을까? 그것은 바로 흙이 살아 있는 생명체 그 자체이기 때문이다. 품질 좋은 흙 1헥타르(1헥타르는 1만 제곱미터)에는 평균 1,000킬로그램의 지렁이와 절지동물, 150킬로그램의 원생동물, 1,700킬로그램의 박테리아, 2,700킬로그램의 균류가 살고 있다고 한다. 이 흙 속의 생명체들이 먹이를 먹고 호흡하고 성장하고 번식하는 자연의 행위를 하는 가운데, 즉 생태적 과정의 결과로 흙의 성분과 종류가 결정된다.

지구에는 무수히 많은 종류의 흙이 있다. 온대의 초원에서 볼 수 있는 색이

짙고 비옥한 땅에서부터 사막의 황량한 노란빛 땅까지 엄청나게 다양한 스펙트럼을 자랑한다. 동물의 종처럼 토양의 종류를 나누는 토양통(토양 분류법에 따라 나눈 토양의 종류)은 수만 가지에 이른다. 모두가 특정 장소에서 기후와 생명체가 흙이 될 바위와 지형의 독특한 상호 작용을 하면서 만들어진 것들이다.

어떤 지역은 숲이 되고 어떤 지역은 풀이 우거진 사바나가 되는 것도 흙의 특성에 따라 크게 좌우된다. 농경지에서 어떤 작물을 키우면 잘 되는지도 흙이 결정한다. 곡물이 잘 되는 땅이 있고, 토마토가 잘 되는 땅이 있고, 사과가 잘 되는 땅이 있다. 오랜 세월을 두고 손상된 토양이 원래의 성질과 작용을 되찾으려면 수십 년에서 수백 년이 걸린다. 이 점을 감안한다면 기무라 씨의 땅에서 벌어진 회복의 드라마는 또 다른 기적의 차원을 안고 있는 이중의 기적이라 볼 수 있다.

"이 아오모리 현에서는 사과 재배를 시작한지 120년이 되었어요. 1세기 이상의 역사가 있습니다. 병충해에 약한 사과를 지탱해 온 것은 비료 농약 회사의 끊임없는 연구 개발 덕분이라고 생각합니다. 저는 비료나 농약을 반대하지는 않아요.

하지만 제가 이런 재배를 해도 사과가 열렸습니다. 신기하죠. 그럼 120년 동안 모두가 무엇을 한 걸까요? 저는 바보니까 이렇게 했지만 좀 더 일찍 연구를 했다면 더 빨리 자연 재배를 할 수도 있었을 건데 왜 못했을까요?"

많은 연구자들이 기무라 씨의 밭을 집중적으로 연구하고 있다. 30년 동안 도전해 온 자연 재배의 비밀을 과학적으로 해명하기 위해서다. 인류가 농업을 시작한 이후 가장 큰 발견이 이루어질 수도 있다. 비료와 농약을 쓰지 않으면 농업에 들어가는 에너지의 소비를 획기적으로 줄일 수 있다. 에너지의 소비를 줄일 수 있다면 농업을 넘어서 환경 문제, 기후 문제에도 영향을 미치는 새로운 문명의 패러다임이 나올 수도 있다.

자연 재배 작물은 썩지 않고 마른다

'기적의 사과'는 수확하기도 전에 다 팔려 나간다. 심한 알레르기가 있는 사람도 신기하게 이 사과를 먹어도 문제가 없고 치료가 되기도 한다. 기무라 씨의 사과는 썩지 않는 사과로도 유명하다.

상온 상태에서도 썩지 않는다니 정말 놀라운 일이다. 요즘 일본에선 기적의 사과처럼 아무것도 투입하지 않고 키운 자연 농법 작물들이 큰 인기를 얻고 있다. 전용 매장엔 늘 사람이 넘친다. 매장 한 쪽에선 자연 농법에 대한 강의도 열린다. 자연농 매장의 운영자는 기적의 사과만이 아니라 자연 농법으로 키운 작물들은 모두 비슷한 현상을 보인다고 말했다.

"자연의 것은 환경이 주어지면 썩지 않고 발효를 하게 되어 있습니다."

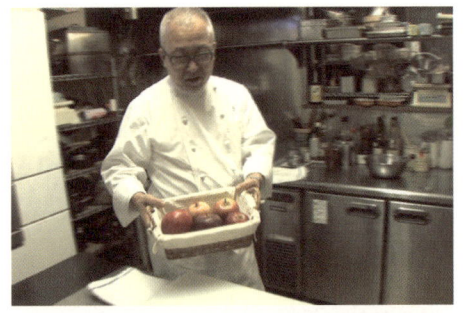

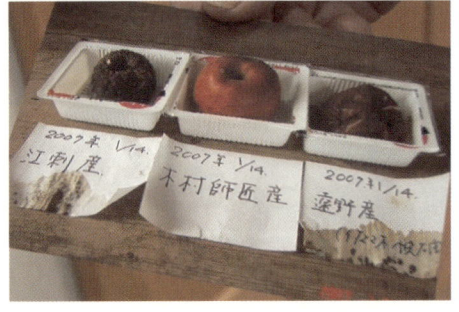

▲ 상온 상태에서도 썩지 않는 기적의 사과

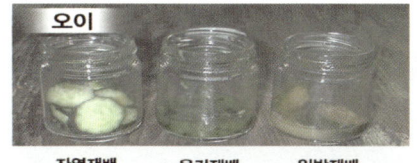
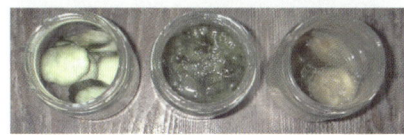
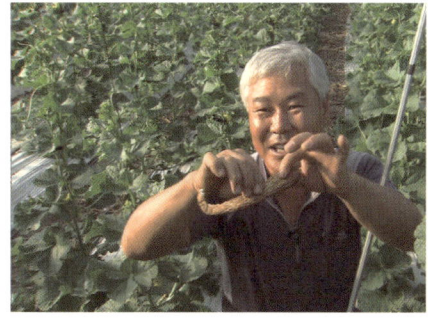

▲ 썩지 않고 마르는 자연 재배 작물

놀랍게도 자연농 작물은 종류와 상관없이 다른 방법으로 재배한 것들과 달리 썩지 않는다고 한다. 이유가 뭘까?

한국의 자연 농가를 찾았다. 농부의 늦둥이 딸이 밭에서 딴 토마토를 곧바로 제 입에 넣고 맛있게도 먹는다. 광주에서 8년째 자연 농법으로 채소를 재배하고 있는 송광일 씨의 오이밭에서도 같은 현상이 일어나고 있었다. 썩지 않는 건 기적이 아니라 오히려 당연한 일이라고 말했다.

"올봄에 재배했던 오이고요. 썩는 게 아니고 마르는 거죠. 성숙 과정에서 질소가 많으면 조직이 치밀하지 못해서 빨리 상하는데 자연 재배를 하면 질소가 거의 없고 비료를 안 주기 때문에 조직이 치밀해서 마를 뿐이지 전혀 썩지 않습니다."

우리가 상식으로 알고 있는 게 잘못되었다는 이야기다. 자연에서 열매는 수분이 빠질 뿐 썩지 않는 게 정상이라고 한다. 자연 농법의 채소는 조직이 단단하게 여물기 때문이라는 주장이다.

송광일 씨도 농사에서 가장 중요한 것은 흙을 자연의 상태로 되살리는 일이라고 했다. 그러나 그의 밭은 얼핏 보기에 그리 기름진 땅으로 보이지는 않는다. 송광일 씨의 밭과 인근 관행농의 밭에서 흙을 채취해 시료 분석을 해 보았다. 분석 결과, 그의 말대로 질소 성분의 수치가 기준치보다 훨씬 낮게 나왔다. 이는 이론적으로 설명이 힘든 수치다.

보통 땅은 질소가 200피피엠(ppm) 정도 들어 있다. 그런데 송광일 씨의 밭에서 채취한 토양엔 단지 20피피엠 밖에 없었다. 무려 열 배가 낮은 수치다. 이정도 수치에서 화학 비료를 주지 않고 작물이 자랄 수 있다는 건 불가능한 일이라고 전문가는 놀라워했다. 기존 상식으로 판단했을 때는 이 토양에서 작물이 정상적으로 자랄 수 없다. 그런데 이 밭에선 작물들이 아주 잘 자란다. 자연의 현상은 이론을 넘어서기도 한다. 우리가 놓치고 있는 것은 무엇일까?

생명을 주는 음식

자연농은 듣기만 해도 좋아 보인다. 자연이 알아서 돌봐 주고 작물이 스스로 자라니 농부는 씨만 뿌리고 내내 놀다가 수확만 해도 되지 않을까? 하지만 농사는 농약을 주고 비료 치는 일만 하는 게 아니다. 때에 맞춰 가지도 쳐야 하고 비바람이 거셀 땐 버팀목도 세워 주고 가뭄이 들면 물도 날라 줘야 한다. 그래서 자연농은 손이 많이 가기 때문에 작은 면적에서 소규모로만 가능한 일이라는 비판도 있다. 소비자의 먹을거리도 중요하지만 농부도 생계를 유지할 수 있어야 하는데 경제성과 효율성면에서 감당하기 힘들다는 지적이다.

그러나 최근 일본에서 좋은 소식이 발표됐다. 홋카이도의 한 대규모 농장에서 채소, 감자, 대두, 옥수수를 광대한 면적에서 자연 재배하는 실험을 성공시켰다. 기무라 씨의 지도를 받은 농장이었다. 쌀과 당근을 성공시킨 농가도 나왔다. 게다가 수확량도 관행농에 거의 근접하는 성과도 올렸다. 기무라 씨는 단순히 효율성만으로 자연 재배와 관행 재배를 비교하는 사고방식에 의문을 제기한다.

"작업 효율을 생각하면 비료나 농약을 이길 수 없어요. 하지만 작업 능률과 효율만 생각하는 것이 과연 옳을까요? 효율은 공업적인 사고방식입니다. 공업의 형태와 농업의 형태는 큰 차이가 있습니다. 농업은 자연 속에서의 생산 활동입니다. 공장은 지붕이 있는 곳에서의 생산 활동이죠. 공장에선 똑같은 작업 과정으로 똑같은 물건을 일률적으로 만들 수 있지만 농업은 다릅니다. 이 나무 한 그루, 저쪽 나무 한 그루 모두 달라요. 유전자를 조작해서 생산을 늘리려고 하면 반드시 뭔가 반발 작용이 일어날 거라고 생각해요."

농업은 자연을 전체적으로 존중하는 방식이어야 하고 자연 속에서의 경영이라는 게 그의 믿음이다. 그래서 나무 하나하나가 다 소중하고 귀하다. 자연 농부의 마음엔 자연의 힘이 가지는 치유와 생명의 힘에 대한 믿음이 넘친다. 자연을 지배하기보다는 자연과 더불어 일한다는 의식이 강하다. 기무라 씨가 던지는 말은 농부라기보다 철학자의 말에 가깝다. 그는 기적의 사과가 만든 기적은 사과나무가 만든 것이지 사람이 한 일은 아니라고 강조했다.

"사과는 사과나무가 만들고 쌀은 벼가 열매를 맺어 얻게 되지요. 사람은 아무것도 할 수 없습니다. 제 몸으로 쌀 한 톨, 사과 한 개조차도 만들 수가 없어요. 그러니까 저는 사과나무를 도와주는 사람일 뿐입니다. 사과나무가 살아가기 쉽도록 거들어 주는 일이 제 역할이라고 생각해요."

농업이 공업이 아니듯 음식도 단순히 연료만은 아니다. 우리가 다양한 나라의 문화를 생각할 때 그 나라의 종교와 음식, 건축과 같은 것들을 떠올린다. 사람들이 사는 주택, 사람들이 가진 믿음, 식습관과 요리 방법들, 이런 것들이 문화의 구체적인 모습들이다. 특히 음식은 문화를 정의하고, 가족을 정의하고, 축제를 정의하고, 행사를 정의하는 존재였다. 예를 들어 서양에는 크리스마스나 부활절에 먹는 음식이 있고, 우리나라에도 명절 음식이 있다. 음식은 원형질 구조 이상의 것이다. 음식은 생명이다. 생명은 생명을 준다.

음식은 단순히 섞고, 압축하고, 유전적으로 조작하고, 단기간에 성숙시키고, 개조해서 식탁 위에 놓인 그릇에 탁 하고 내려놓는 연료가 아니다. 돌이나, 나무 등걸이나, 플라스틱 파이프가 아니라 궁극적으로 살아 있다.

산업화의 주요 기둥을 이루는 것은 전문화, 단순화, 관례화, 기계화이다. 하지만 농업은 생물학적인 영역이다. 생물학적이고 환경적인 것은 전문화되지 않으며, 단순화되지 않고, 다양하고, 복잡하다. 이런 근본적인 개념을 살펴보면, 농업은 근본적으로 산업적 시스템이 아닌 생물학적인 시스템이라는 사실이 분명해진다.

하지만 우리는 돼지를 연구할 때 '돼지를 어떻게 하면 행복하게 만들까'와 같은 생각은 하지 않는다. 우리는 오로지 어떻게 하면 돼지를 빠르게, 더 살이 많게, 더 크게, 더 싸게 키울 수 있을까에 대해서만 생각한다. 생명을 이렇게 조작하고, 존중하지 않는 교만한 태도를 지닌 문화는 사람 역시 그렇게 본다. 이것이 음식을 생산하는 방식의 배후에 있는 반자연주의적인 생각의 실체다.

우리가 할 수 있다고 해서, 우리가 꼭 그걸 해야 하는 것은 아니다. 우리가 닭의 부리를 자르고, 털을 벗겨 좁은 우리 안에 빽빽하게 집어넣어서 기를 수 있다고 해서 반드시 그렇게 해야 할까?

 이제 우리는 회복을 위한 질문을 던져야 하지 않을까? 다음 천년을 살아갈 아이들을 위해 용기 있는 행동을 선택해야 하지 않을까? 우리 안에 있는 생명의 감각을 따르면 우리 모두에게도 기적이 올 것이기 때문이다.

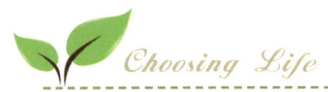

도시 농업으로
희망을 엿보다

08

도시 농부로 살아가기

미국 캘리포니아 주 패서데나에 위치한 더베이스 씨의 집 앞마당엔 온통 먹을거리 천지다. 브로콜리, 케일, 토마토에 블루베리와 딸기까지 자란다. 앞마당의 잔디밭을 뒤엎고 텃밭을 만들었다. 이른바 먹을거리로 정원을 가꾸는 '음식 정원(edible garden)'이다.

그런데 진짜는 뒷마당부터다. 100여 평(약 330제곱미터)의 마당에서 키워 내는 작물은 가지, 토마토, 사과 등 무려 400종에 이른다. 여느 시골 농장 못지않지만, 여기는 엄연한 도심 주택가 한복판이다.

더베이스 씨는 이른바 도시 농사꾼이다. 도시 농업은 산업적 농업 시스템이 야기한 먹을거리 불안에서 벗어나려는 시도이자 일종의 저항 운동이다. 더베이스 씨뿐만이 아니다. 도시 농업은 어느새 전 세계적인 흐름으로 등장한 도시의 변신 수단이다.

미국, 캐나다, 포르투갈 등 북아메리카와 유럽에서는 이미 1960년대부터 도시 내에 텃밭을 만들기 시작했다. 도시인들이 뒤뜰이나 옥상, 공터 등에서 먹을거리를 직접 길러 먹는 흐름이 지속적으로 확산됐다. 특히 세계에서 가장 부유한 지역인 캐나다 몬트리올, 토론토, 미국 시애틀 사람들의 높은 관심은 도시화와 산업화의 역기능에 대한 자각으로 '자연과 더불어 살아가는 농부의 삶'이 새로운 가치를 얻고 있음을 잘 보여 준다.

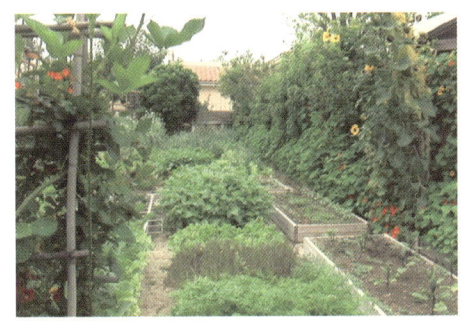
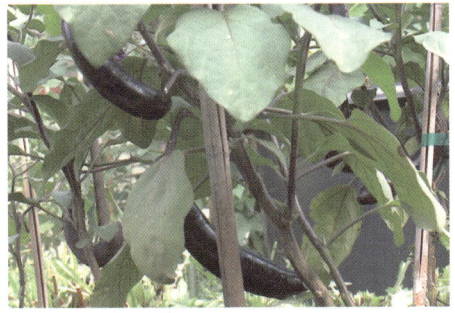
▲ 도심 한가운데 주택의 마당에서 자라는 채소

어쩌면 농업의 주 무대가 농촌에서 대도시로 이동하게 될 가능성 또한 전혀 배제할 수는 없다. 다른 생업과 농업을 병행하는 새로운 형태의 도시 농부가 출현하고 있기 때문이다. 더베이스 씨는 벌써 한 걸음 더 나갔다. 완전 전업 도시 농부이기 때문이다.

도시 농부라고 얕볼 일이 아니다. 온 가족이 농사꾼으로 아들은 채소와 과일 담당, 딸은 가축 담당이다. 뒷마당 동물 우리엔 닭 여덟 마리와 오리 다섯 마리, 염소 두 마리가 있다. 닭들이 자유롭게 돌아다니다가 알을 낳을 때면 집에 들어갈 수 있게 통로도 마련해 뒀다. 항생제 걱정 따윈 없는 유기농 달걀이 매일 아침마다 착착 준비된다. 염소에게선 신선한 염소젖을 얻을 수 있다.

자리를 잡기까지 흘린 땀과 노고가 가볍지 않지만 어느덧 다 잊었다. 밖에 나갈 때마다 하나씩 집어 먹는 딸기의 달콤한 향기와 집에서 기른 토마토의 신선한 맛은 삶의 낙이다. 돈으로 살 수 없는 진정한 사랑과 정성으로 기른 음식을 마음껏 먹을 수 있다.

더베이스 씨가 도시에서 농장을 꿈꾼 이유는 산업농이 좌우하는 음식 공급 시스템에 대한 불신이 극해 달한 사건 때문이었다.

"시중의 음식들을 믿을 수가 없었습니다. 한번은 저희 식구가 타코를 사 먹었는데 모두 리콜을 했습니다. 금지된 GMO 옥수수로 만든 것이었기 때문이었죠. 그때 더 이상 거대 회사들이 제공하는 음식을 먹지 않기로 결심했죠."

그는 당장 먹을거리를 직접 기르기로 결심했고 잔디가 곱게 깔려 있던 앞마당을 뒤엎었다. 요즘 같은 때에 먹을거리를 직접 길러 먹겠다니, 그것은 일종의 혁명이었다. 이웃들은 뒤에서 수군거렸다.

"마당을 뒤엎었을 때는 아이들이 어렸는데 제 딸은 밖으로 나가기 민망했답니다. 친구들을 만나면 '대체 너네 아버지 왜 그러시냐?'고 했기 때문이죠. 한마디로 정상이 아니라는 얘기죠. 하지만 이젠 사람들이 변했습니다. 도시 농업의 좋은 점을 보았고 인정합니다."

농사짓는 기술도 도시에 맞게 개발했다. 물을 절약하는 방법도 고대의 지혜를 본 따 실험해 보았

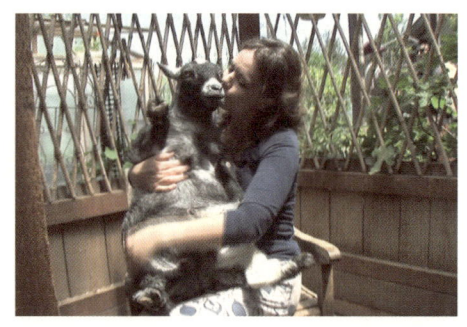

▲ 뒷마당에서 키우는 염소

는데 성공적이었다. 땅속에 호리병을 반쯤 묻고 물을 채워 놓으면 호리병에서 물이 조금씩 스며 나가면서 작물에 수분을 공급하는 자체적인 관개 시스템을 만든 것이다. 유약을 바르지 않은 상태의 토기가 가진 성질을 활용한 아이디어다. 물을 아낄 수 있고 병 속의 물이 다 빠져나가면 그때 다시 물을 채우면 되니까 편리하기도 하다. 더베이스 씨 가족은 먹을거리를 사는 일이 없다.

이 길은 또 가족들이 대안적인 라이프스타일을 택할 수 있는 기술 개발로 이어졌다. 과일 주스가 마시고 싶으면 마당에서 과일을 따서 바로 그 자리에서 만든다. 자전거 발전기를 이용하면 전기료도 들지 않는다. 사람이 페달을 밟는 힘으로 믹서기를 돌려 신선한 생과일주스를 즉석에서 만든다.

자연의 힘을 알게 되면 그 활용도는 무궁무진하다. 과자는 태양열을 이용해서 20분 만에 굽는다. 집 안의 텃밭에서 나는 한 해의 총 수확량은 무려 13,000킬로그램에 달한다. 따면 또 나고 자르면 또 자란다. 음식의 이동 거리는 제로다. 부엌 선반에는 지난여름에 만든 절임 반찬이 가득하다. 미리 잼과 절임 음식도 많이 만들어 둬서 겨울에도 가게에 갈 일이 없다. 산업적 음식 시

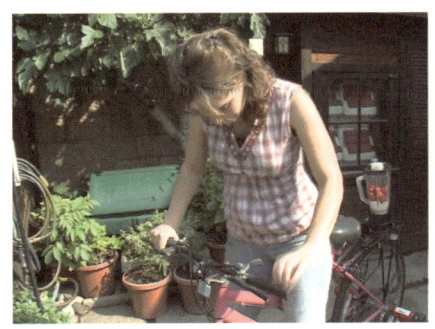
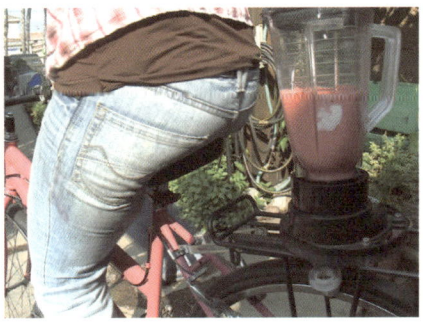

▲ 자전거 페달을 밟아 주스를 만드는 모습

스템에 대한 불신에서 시작된 도시 농업은 완전히 자급자족이 가능한 수준으로까지 성장했다. 이와 함께 '생활의 자유'도 찾았다.

"우리는 최상의 음식만 먹습니다. 식당에 가서 먹는 음식과 비교가 되질 않지요. 또 돈을 많이 쓰지 않기 때문에 더 풍요롭게 살 수 있습니다. 당연히 더 많이 벌려고 애쓰면서 스트레스를 받지 않지요.

사람들은 한 가지 방식으로만 살려 하지만, 우리가 옛날 방식을 회복하면 진정한 자유가 무엇인지 알 수 있습니다. 다른 방식으로 살아간다는 점에서 혁명이라고 할 수 있겠죠."

덤으로 찾아온 즐거움도 있다. 그의 집은 아이들을 위한 산 교육의 장이 되곤 한다. 매년 인근 학교의 아이들이 방문해 음식이 어떻게 자라는지 체험을 하며 공부한다. 그야말로 농장 체험이 동네 안에서 이루어지는 것이다. 도시에서는 농장을 볼 수 없기 때문에 이곳은 일종의 과학 교실로 쓰인다. 아이들은 이곳에서 채소를 만지고, 맛보고, 향을 맡으며 먹을거리를 사기 위해 반드시 슈퍼마켓에 가지 않아도 된다는 사실을 이해한다.

농사가 잘 되다 보니 가족들이 먹고도 남을 만큼 수확이 넘친다. 그래서 이젠 인근의 레스토랑에 채소를 판매하기까지 한다. 레스토랑에서 더베이스 씨의 채소와 과일은 최고 인기 품목이다. 더베이스 씨의 집이 도시에서 가장 가까운 식재료 생산지가 된 것이다. 유기농에 신선하기까지 하니 아예 메뉴가 따로 있을 만큼 인기가 좋다. 손님들도 대환영이다. 바로 따서 곧장 먹는 샐러드니 건강에도 좋고 무엇보다 믿을 수 있으니 안심이다.

그도 처음에는 농산물 판매까지 할 수 있을지 생각도 못했다. 그러나 이렇게 많은 양을 수확할 수 있다는 것을 확인하고 놀랐다. 도시의 좁은 땅을 경작해서도 농민이 될 수 있고 수익도 낼 수 있다. 음식을 만드는 일은 원래 식품 회사가 아니라 우리가 했던 일이다.

"예전부터 우리는 뒷마당과 부엌에 딸린 텃밭에서 먹을거리를 얻었습니다. 농사는 사람들에게 땅과 가까워질 수 있는 기회도 줍니다. 사용 가능한 땅이 있다면 뭔가를 길러 보세요. 농사는 일종의 삶의 방식입니다. 우리는 변화의 힘을 느꼈어요. 제가 할 수 있다면 다른 사람도 할 수 있습니다."

도시 농업은 여러 가지 매력이 있다. 아이들과 함께 상추나 고추를 길러 따 먹으면 안전한 먹을거리를 얻을 수 있을 뿐만 아니라 아이들에게 작물이 자라는 과정을 직접 관찰하고 경험하게 할 수도 있다. 가족들이 함께 이야기하며 여가를 보낼 수도 있다. 도시 환경적인 측면에서도 녹지율을 높여 미관을 아름답게 한다. 농업이 원래 가지고 있는 생물, 대기, 토양, 환경의 보존, 문화, 정서, 여가, 교육 등의 다원적 가치를 도시에 실현하는 것이다. 무엇보다 도시 농업은 소비자인 도시인들이 농산물의 생산에 직접 참여한다는 점에서 의미가 깊다.

문제는 공간이다. 빽빽한 아파트 숲 천지인 우리나라에서도 도시 농업이 가능할까? 하지만 부

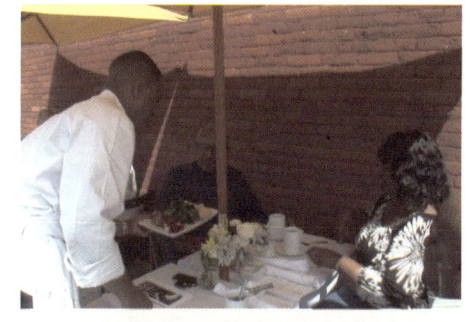
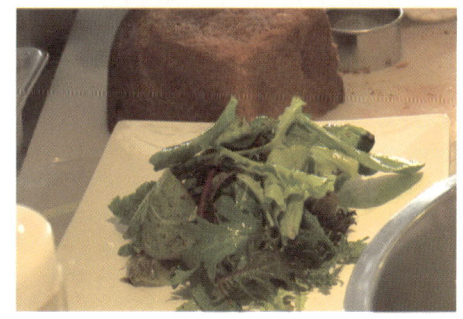

▲ 레스토랑의 최고 인기 품목인 도시 농업 채소

족한 건 상상력일 뿐 모든 게 가능하다. 제주도의 한 아파트에 사는 박청일 씨는 베란다에 화분 여러 개를 탑처럼 층층이 쌓아 이른바 '수직 텃밭'을 만들었다. 좁은 공간에서도 채소를 길러 보려 고민한 그의 작품이다. 물이 고여 있는 제일 밑 칸을 빼내 제일 위 칸에 있는 화분에 뿌려 주면 물이 아래로 내려가면서 수분을 골고루 공급해 준다. 4층 꼭대기 층에 물을 주면 1층까지 내려가는 동안 작물들이 물을 다 빨아들인다. 물이 아래로 내려가는 원리를 자연스럽게 응용한 것으로 버리는 물 없이 알뜰하게 다시 사용할 수 있다. 화분이 여러 개여도 일일이 물을 줄 필요 없이 제일 위 칸에만 주면 된다. 수도를 연결하면 자동으로 물을 공급할 수 있어 실용적인 한국형 베란다 텃밭인 셈이다. 박청일 씨는 이런 방식을 사용하면 아파트에서도 충분히 농사를 지을 수 있다고 한다.

"작물도 다양하게 기를 수 있어요. 꼭대기에 있는 건 우리가 흔하게 먹는 청상추고요. 이건 적상추, 이건 쪽파입니다. 이거는 미나리죠. 미나리는 물이 많이 필요하니까 1층에 둡니다.

햇빛을 골고루 받게 하는 게 중요해서 화분을 돌릴 수 있게 만들었습니다. 하루에 반 바퀴씩만 돌리면 전부 다 골고루 햇빛을 받게 할 수 있습니다. 이 정도로도 식구들 먹기엔 충분한 양을 기를 수 있지요."

가족이 함께 채소를 키우다 보니 대화할 거리도 늘어났다. 제법 다양한 채소를 기를 수 있으니 몸에 좋은 것은 물론이고, 나날이 오르는 물가 걱정도 덜 수 있다. 지난겨울엔 상추 한 번 안 사 먹은 덕택에 반찬값도 줄었다. 소박하지만 적절한 아이디어다. 공간이 부족한 게 아니라, 생각만 잘하면 식구들 먹을 채소는 충분히 기를 수 있다. 아파트에서도 도시 농부가 될 수 있는 것이다.

옥상에 가꾼 옥답

관점을 바꿔 살피면 공간은 많다. 서울 송파구의 한 상가 건물, 할아버지와 손자가 농사 준비에 바쁘다. 할아버지가 거름을 자루에 담아 묶으면 옥상에서 손자가 도르래를 당겨 자루를 끌어올린다. 도시 농부 김현주 할아버지의 아이디어다.

"이게 비지인데 흙하고 섞어서 심으면 좋은 거름이 돼요. 근데 자루에다 담아서 옥상까지 이고 올라가니까 힘이 들어서 못하겠어. 그래서 생각한 게 도르래야. 간편해서 좋아요."

건물의 옥상이 온통 텃밭으로 변해 있다. 가장 번잡한 서울 한복판에서도 도시 농부는 땅을 찾아냈다. 그야말로 옥상을 번듯한 밭으로 만든 '옥상옥답'이다. 수확량도 꽤 많아 이웃에 인심 실컷 쓰고도 남는다고 한다.

가장 신경 써야 할 부분은 배수 문제인데 바닥과 닿지 않게 텃밭 상자를 살짝 올려 문제를 간단히 해결했다. 그냥 텃밭을 조성하면 옥상 바닥이 젖기 때문에 배수 문제가 절대적인데 바닥과 텃밭 상자 사이에 거리를 둠으로써 자연스럽게 빗물 통으로 물이 흘러 내려가게 만든 것이다.

작물의 특성을 살리면 자투리 공간도 다 쓸모가 있다. 끈을 이용해 호박 줄기를 묶어 주면 창고 지붕은 호박밭이 된다. 망 하나만 씌우면 바람에 날릴 걱정 없이 고정시킬 수 있다. 아이들 키우듯이 손으로 하나씩 가꿔 가면서 모든 식물을 만지고 하는 사이 건강도 좋아졌다고 한다. "참 재미있어요. 농사를 짓다 보면 시간도 잘 가고 활동을 하니까 치매 걸릴 걱정도 없지요."

빈말이 아니다. 도시 농업은 육체적 · 정신적 건강에 아주 쓸모 있다. 도시

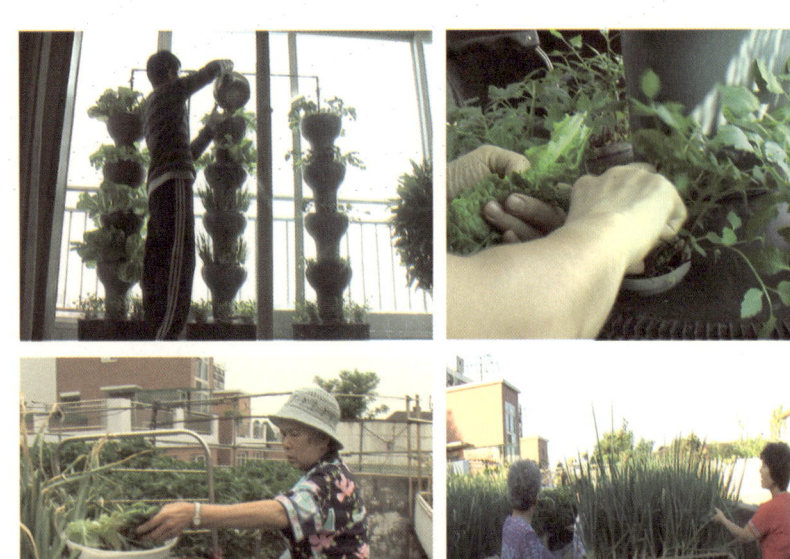
▲ 베란다에 설치한 수직 텃밭과 옥상을 밭으로 꾸민 모습

텃밭은 먹을거리를 제공하고 시각, 청각, 미각, 촉각, 후각적 만족을 제공한다. 몸을 움직이니 자연스레 운동도 된다. 씨앗을 뿌리고 물을 주면서 잘 보살피면 새싹이 나오고 꽃이 피고 열매를 맺는다. 식물은 기르는 사람의 행동과 관심에 따라 상태가 달라지는데 이는 세상에 '자기'를 필요로 하는 존재가 있다는 충족감과 자부심, 책임감을 느낄 수 있게 한다. 생명을 귀하게 돌보면 그보다 더 귀한 치유가 찾아온다.

옥상 농장은 환경적, 경제적 효과도 가져온다. 건물의 옥상을 농원화하면 단열 효과를 볼 수 있어 냉난방비가 절약된다. 기온이 30도를 넘는 여름에 옥상 콘크리트 표면은 50도에 육박하고 그 밑 부분은 40도에 이른다. 반면 옥상에 농원을 만들어 식물을 심고 가꾸면 옥상 표면 온도는 26~27도를 유지할 수 있다. 이밖에도 산성비, 자외선 등으로부터 건축물을 보호해 지붕 방수층의 기대 수명을 40년 가까이 연장시키기도 한다. 생각보다 실속이 많다.

마천루에서 꿀을 따다

　도시 농업은 점점 그 영역을 더 넓히고 있다. 뉴욕의 맨하탄 한복판 고층 빌딩에서는 양봉을 하는 사람까지 나타났다. 마천루가 즐비한 도심에서 어떻게 벌을 키울까? 도시 양봉업자 데이비드 그레이브 씨가 번화가에 위치한 고층 주택 건물 옥상으로 올라간다.
　옥상엔 제법 꽃들이 피어 있고, 작은 텃밭도 가꿔져 있다. 옥상 한쪽에 벌통이 자리 잡고 있다. 그는 뉴욕의 옥상에서 벌을 키우는 옥상 양봉업자다. 뉴

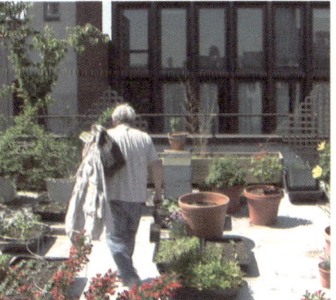
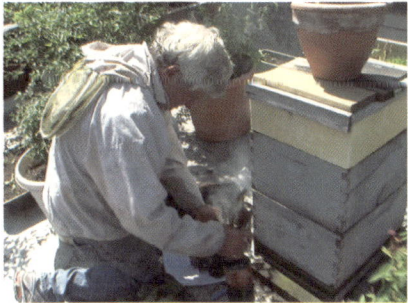
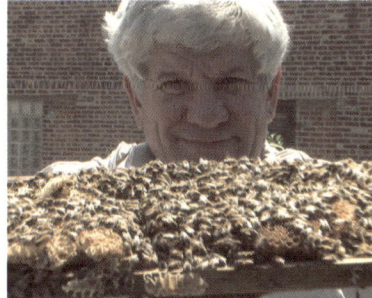

▲ 뉴욕의 옥상 양봉업자 데이비드 그레이브

욕 도심 한복판에서 과연 벌이 제대로 살 수 있을까 싶지만 생각보다 잘 되는 모양이다.

그는 일주일에 한 번씩 옥상에 들러 벌통을 관리하는데 시골에서 벌의 군락을 옮겨 와 도심에 정착을 시키는 방법을 쓴다. 최근 뉴욕 시에서 옥상 농장이 활발해지고 인근 센트럴 파크에서 자라는 꽃과 나무들이 많아져 벌들이 살아가는 데 큰 어려움이 없다. 그레이브 씨는 뉴욕의 옥상 열두 곳에서 벌을 키우고 있어 수확한 꿀을 팔아 얻는 수입도 짭짤하다. 해마다 천만 원 이상의 수익을 올린다. 단순한 취미 생활이 아니라 뉴욕의 옥상을 근거로 한 전문 양봉업자인 셈이다.

13년 전 그가 뉴욕의 옥상에 벌통을 들고 나타났을 때, 모두가 '한번 하다가 말겠지.'라고 생각했다. 하지만 고정 관념을 깬 그의 시도는 멋지게 성공했고 이제 그는 뉴욕의 명물이 되었다. 이제 그는 단순한 양봉업자가 아니라 벌을 보호하는 환경 운동가로도 활동한다.

"지붕에 정원을 만들면 많은 벌들을 끌어들일 수 있죠. 꿀도 생산되지만 줄어드는 벌의 개체 수를 늘릴 수도 있어요. 모두에게 좋은 일입니다."

그는 옥상에서 얻은 꿀을 가난한 사람들에게 나눠 주기도 하고 자선 행사에서 크게 한턱 쓰기도 한다. 클린턴 전 대통령이 주최하는 자선 행사에 초대되었을 때는 뉴욕의 옥상에서 난 꿀 2,000통을 기부했다. 그는 클린턴 전 미 대통령이 거주하는 빌딩 옥상에서도 양봉을 하려고 노리고 있는 중이라며 호탕하게 웃었다.

다양한 도시 농업의 공간

생명의 상상력은 도심 빌딩의 옥상도 새로운 도시 농업의 공간으로 바꾸고 있다. 기업들도 앞장서고 있다. 일본 오사카 시내 중심가에 자리한 난바 종합 쇼핑몰 옥상에 녹색의 공간이 눈에 띈다. 매장 한 편에 농기구도 갖춰져 있고 옥상 텃밭 담당 직원이 따로 있다. 1층에서 필요한 도구를 챙겨 옥상으로 올라가면 번듯한 텃밭이 자리하고 있다. 대형 쇼핑몰 건물의 옥상을 텃밭으로 조성해 시민들에게 개방했는데 공간도 넓고 시설도 좋고 접근성도 좋아 대환영을 받았다.

도시인들에겐 씨 하나 심고 싹 트는 걸 보는 일도 새로운 경험이다. 매년 겨울 엽서로 응모를 받아 텃밭에서 농사를 지을 스무 명을 추첨으로 뽑는데 작년엔 무려 200명이 응모했을 정도다. 텃밭 한 곳을 분양받으면 가족의 주말 모습이 달라진다. 컴퓨터와 텔레비전 앞에만 있던 아이도 자연을 접한다. 도심 속의 무공해 청정 지역을 증명하듯 텃밭에는 벌레들이 많다. 철저하게 무

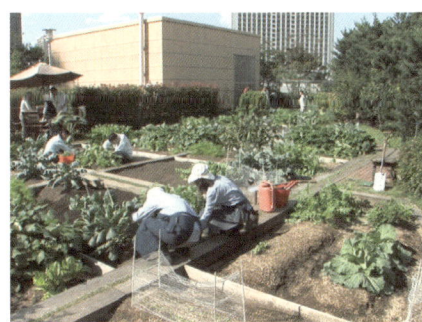
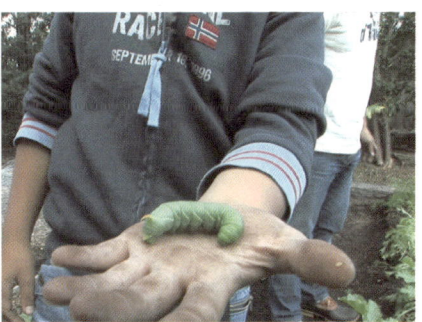

▲ 쇼핑몰 옥상을 텃밭으로 가꾼 모습

농약 원칙을 지키기 때문이다. 텃밭에선 벌레조차 사랑스럽게 느껴지고 아이들도 벌레를 무서워하지 않는다.

사람이 붐비는 종합 쇼핑몰이라는 공간에서 농사를 짓기 위한 규칙도 만들었다. 농사를 마친 사람들은 깔끔하게 뒷정리를 한다. 사용한 농기구를 깨끗이 씻어서 말린 다음 공구함에 가지런히 넣어 둔다. 공용으로 농기구를 사용하기 때문에 다음 사람이 언제라도 사용할 수 있는 상태로 만들어 놓는다. 누구라도 언제든지 빈 몸으로 오더라도 농사를 지을 수 있게 한 것이다. 영화를 보러 왔다가도 혹은 쇼핑을 하러 나왔다가도, 언제든 텃밭에 들를 수 있다.

일반 시민들도 편히 쉬고 돌아갈 수 있게 하여 도심 속 휴식 공간의 기능도 동시에 한다. 기업 입장에서도 따로 사람을 고용해 정원을 가꾸는 비용을 줄이고 평판도 좋아지니 꽤 좋은 전략이다.

삶을 바꾸는 도시 농업

도시 농업이 가진 치유의 힘은 사람을 구별하지 않는다. 때론 불행한 사람의 인생을 바꿔 놓기도 한다. 샌프란시스코의 도시 농업 운동인 '가든 프로젝트'의 이용자인 앤소니 씨는 신선한 유기농 채소를 저렴하게 구입해 건강한 식생활을 실천하고 있다. 하지만 그는 그저 단순히 채소를 구매하기만 하는 이용자가 아니다.

지금은 성실한 기술자이지만 과거에 그는 마약을 파는 갱단의 두목이었고, 감옥에도 들락거린 전과자였다. 뒷골목 생활에 젖어 있던 그가 지금은 성실한 기술자가 됐으니, 그야말로 개과천선이다. 예전 사진과 비교해 본 현재의 얼굴은 완전히 다른 사람 같다. 어릴 땐 경찰이 늘 그를 잡으러 다녔고 마약상 수배 전단엔 그의 사진이 빠지지 않았다고 한다. 하지만 지금 앤소니 씨는 아이들을 사랑하는 좋은 가장이다. 이 모든 게 도시 농업 덕택이다.

앤소니 씨는 교도소에서 직업 프로그램의 하나로 처음 농사를 접했다. 그 후로 13년 동안 농사를 지으며 마음을 치유하는 기적을 경험했다.

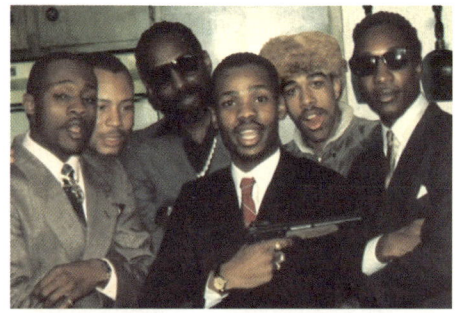
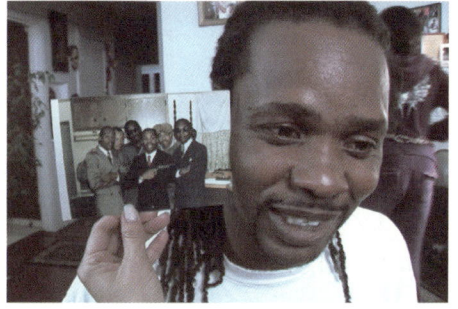

▲ 가든 프로젝트로 삶을 바꾼 앤소니

앤소니 씨는 농사를 짓는 활동뿐만 아니라 바르게 기른 채소는 그것을 먹는 사람의 정신에도 좋은 영향을 준다고 믿는다. 그런 그의 집 밥상에 신선한 채소가 끊이지 않는 건 너무도 당연한 일이다. 그에게 가든 프로젝트는 인생을 바꿔 준 기적의 선물이었다.

가든 프로젝트는 샌프란시스코 교도소 옆의 빈 땅에서 시작됐다. 범죄자들을 격리시키고 가두기보다 자연과 함께 하는 치유 효과를 기대하며, 전과자 꼬리표 때문에 새 삶을 찾기 힘든 사람들에게 일터를 주었다. 자연과 함께 하는 경험은 심리적 안정감을 주고, 적으나마 월급도 착실히 모으면 새 삶을 설계할 수 있어 사회적 의미도 크다.

샌프란시스코 감옥의 일 년 내 재수감률은 55퍼센트이지만 가든 프로젝트 참여자의 재수감률은 25퍼센트로 낮아졌다. 가든 프로젝트는 궁극적으로 도시의 치안 유지에도 도움이 되고 있는 것이다.

교육하는 도시 농업

도시 농업의 교육 효과를 적극적으로 도입하는 학교도 늘어나고 있다. 음식을 슈퍼마켓에서 조립하는 줄 아는 아이들에게 도움이 되기 때문이다. 영국 세인트 피터스 중학교에서는 수학 시간에 학생들이 모두 교실 밖으로 나간다. 교실 건물 뒤편에 채소와 과일을 키우는 공간이 있는데 수학 선생님은 아이들에게 밭의 길이와 울타리의 둘레를 측정하게 한다.

학교 안에 있는 텃밭에서 길이와 면적의 개념을 실제로 측정해 가며 이해

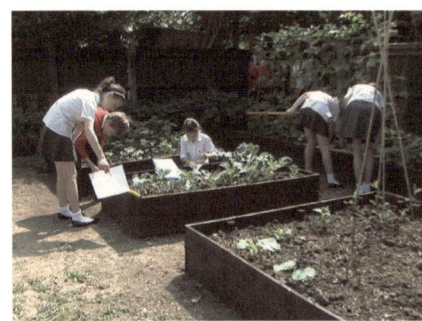 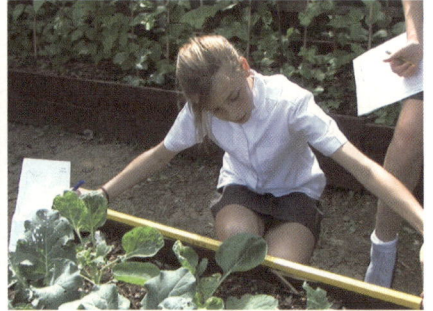

▲ 텃밭 교육 현장

하도록 하는 것이다. 화단의 모판을 측정하고 얼마나 퇴비를 줘야 하는지, 부피는 얼마인지를 잰다. 바로 도시 농업과 수학을 접목한 수업 방식이다. 지리 수업도 색다르다. 인근의 농장을 방문한 학생들은 재배되는 작물과 기르는 동물의 현황을 직접 조사했다. 팔려 나가는 경로도 꼼꼼히 정리해 발표한다. 농장의 토양 상태를 분석하며 흙의 중요성을 깨우치고 음식과 환경의 관계도 파악할 수 있다.

도시 농업과 공부를 통합하는 방식으로 가르치면 아이들이 감각적으로 이해하고 따라올 수가 있다고 한다. 무엇보다 아이들이 즐겁고 행복해 보인다. 성적을 올리는 데도 효과가 있어 텃밭 교육은 더 확대될 전망이다.

치유하는 도시 농업

도시 농업은 치료 효과도 높다. 영국은 도시 인근의 농장을 케어팜(Care Farm), 즉 '치유 농장'으로 지정해 적극적으로 활용하고 있다. 런던 근교의 탑반(Top Barn) 농장에는 아침 일찍 사람들이 속속 도착한다. 장애인인 이들은 일주일에 한두 번씩 농장을 방문하는데 도착하면 표정부터 달라진다. 이곳에서만은 그들도 보살핌을 받기만 하는 게 아니라 수체석으로 할 수 있는 일거리가 있고 삶의 주인공이 되기 때문이다.

치료 농장에서 만난 중증 정신 지체 장애인인 마크는 읽을 줄도 모르고 쓸 줄도 모르지만 채소를 가꾸는 일에는 선수다. 농사 얘기만 나오면 말도 잘한다.

"여기서 땅 냄새를 맡으면 기분이 좋아져요. 농장이 있으면 어딘가 갈 데가 있어서 좋습니다. 사람들도 만나고, 여러 가지 채소들을 길러 가게에 내다 팔아 돈을 벌 수도 있지요. 농장은 모든 사람들에게 열려 있어서 오기도 좋아요."

사람들과 함께 일하면서 책임감과 함께 자립심도 키운다. 대부분 혼자서 고립된 채 지내 오던 장애인들은 사람들과 어울리면서 자신의 존재감을 되살릴 수 있다.

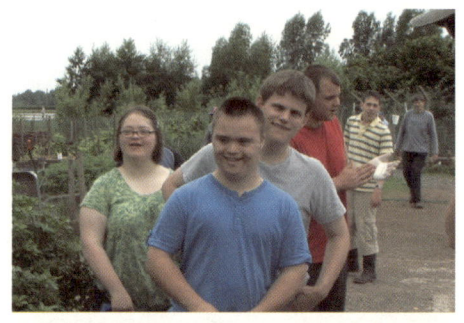
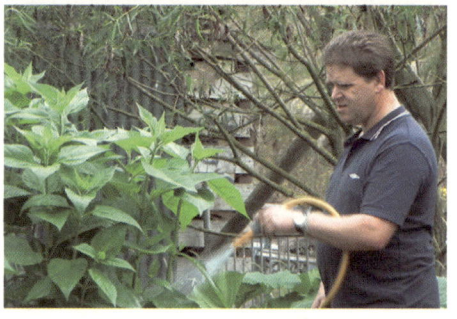
▲ 케어팜 참가자들의 모습

어떤 약으로도 얻을 수 없는 효과다. 농장에 있는 식물과 동물들을 보살피다 보면 거꾸로 돌보는 사람들이 치료를 받는다.

농장의 치료 효과는 약물 중독자들에게도 적용된다. 치료 농장의 효과가 입증되면서 정부에서도 적극 지원하고 있다. 한 치료 농장의 조사에 따르면, 마약 중독자의 92퍼센트가 농장 프로그램을 마친 후 마약을 끊었다고 한다. 도시 농업은 단순한 농사 이상의 모두가 함께 사는 길이기도 하다.

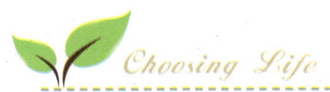

정의를 실현하는 음식, 페어푸드

09

음식의 힘

음식은 거대한 힘을 품고 있다. 맛이 있느냐 없느냐, 몸에 좋은가 나쁜가라는 측면도 있지만 사회의 구조, 정치의 방향을 결정하는 근본적인 요인이기도 하다. 인간의 모든 활동은 생존을 위한 식량을 확보하는 데서 시작한다. 그 과정에서 긴장과 충돌이 불가피하며 문화는 한 사회가 자연 상태의 야생을 일정한 틀에 맞게 변화시키는 일종의 문제 해결 장치이자 계략이다. 음식은 문화를 규정한다. 음식을 차린다는 것은 한 사회의 역사와 문화를 차려 내는 일이다. 우리의 식탁은 문화의 힘이 가장 잘 드러나는 곳이다.

식탁 위에서 쌀은 '진지'가 되고 배추는 '금치'가 되기도 한다. 밥에 사람 사이의 예의가 담기며 김치엔 사회·경제적 힘이 스며든다. 식탁에서의 예절, 음식을 대하는 가치관, 한 사회가 허용하는 음식의 종류와 배치, 식탁 그 자체가 놓이는 시간과 공간 등은 사람들이 생각하고 느끼고 선택하는 특정한 가치관을 반영한다. 이런 의미에서 식사는 한 사회의 건강함을 비추는 거울이다. 그런데 어느 순간 우리의 식탁은 불안하고 꺼림칙하고 불편한 뭔가가 됐다. 이것은 우리 사회의 어떤 모습을 비춰 주는 것일까?

한 사회의 시스템과 문화가 약해지고 무너질 때는 가장 약한 곳부터 영향을 받는다. 음식의 생산과 공급 시스템이 변하면서 생기는 부작용도 우리 사회에서 가장 약한 사람들부터 공격한다. 약한 사람들은 누구일까? 경쟁이 지배하는 사회에서 가장 약한 사람들은 바로 경제력이 없는 사람들이다.

그 가운데에도 가장 약한 이들은 바로 아이들이다. 아이들의 식생활이 비단 가난한 사람들만의 문제는 아니지만 이들에게서 더욱 뒤틀린 양상으로 나타나기 마련이다. 그리고 우리는 여기서 외면할 수 없는 '정의'의 문제를 발견한다.

가난한 식탁엔 '정의'가 없다

경상남도 김해시, 초등학생인 준엽이(가명)가 고래고래 소리를 지른다. 게임을 하던 중에 아빠에게 배고프다며 난리다. 배는 고픈데 게임은 멈출 수 없으니, 결국 아빠의 해결책은 컵라면이다.

이런 식으로 준엽이는 컴퓨터 앞에 앉은 채 매일 컵라면을 하나씩 해치운다. 문제는 여기서 그치지 않는다. 아이 아빠가 냉장고를 열고 안에 한가득 있는 봉지들을 들어 방바닥에 쏟아 놓는다. 패스트푸드에 딸려 오는 포장 소스가 어마어마하게 많다. 통닭을 시켜 먹고 한두 봉지 남은 것들을 모았는데 아이의 식생활이 어떤지 보여 주는 충격적인 증거다. 하루에 한 번 꼬박꼬박 시켜 먹었는데 3년 동안 무려 천 마리를 먹었다고 한다. 저녁은 라면이다. 음료도 언제나 물 대신 탄산음료를 병째로 들이킨다.

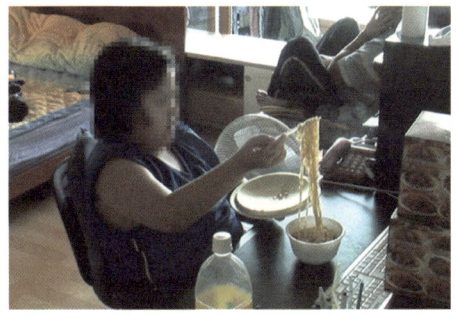
▲컴퓨터 게임을 하며 라면을 먹는 아이

3년 전 아빠 엄마가 이혼하면서 아이의 식생활은 급격하게 나빠졌다. 매일 먹으니 질릴 만도 하고 아이를 생각하면 건강한 밥상을 차려 주고 싶지만 현실이 따라 주지 않는다. 마음이야 잘 챙겨 먹이고 싶지만 아빠 혼자서 일하랴, 아이 돌보랴 별 수가 없다. 그저 굶기지 않는 게 최선이라 직장에서 일을 하다가도 동네 통닭 가게에 주문을 한다. 하루 한 통은 꼭 전화를 하다 보니 아이에겐 어느새 통닭이 주식이 되었다.

그러는 사이 편한 대로 먹는 나쁜 식생활은 아이의 몸을 공격하고 있었다. 편하게만 때우는 식사는 준엽이의 건강을 야금야금 파먹었다. 이미 몸무게는 고도 비만 상태고 지방간도 아주 심하다. 아빠도 문제를 모르진 않지만 식사만 전적으로 챙길 수 없는 입장이다 보니 속만 탄다. 아이가 건강한 식생활을 할 방법은 없는 것일까?

경기도 동두천시의 엄마와 삼남매가 사는 집, 초겨울 한기가 스민 방에서 아이들이 깨어난다. 고등학생인 큰아들은 학교 가기 전 매일 인슐린 주사를 맞아야 한다. 이제 겨우 열여덟 살인데 아이는 벌써 당뇨병에 걸렸다. 그것도 이미 3년 전에 발병했다. 어쩌다 어린 나이에 이 고생을 하게 된 것일까. 벌써

20년째 당뇨로 고생하는 아이의 엄마는 병이 대물림됐다며 한숨을 내쉰다. 혼자서 아이 셋을 키우는데 병까지 있으니 형편이 어렵다.

생활 환경이 좋지 않아서인지 다른 아이들도 잔병이 많다. 셋째는 아토피로 고생한 지 오래지만 치료할 엄두도 못 낸다. 밥상도 가난할 수밖에 없다. 당뇨병엔 음식 조절을 잘 해야 하지만 그럴 수가 없다. 기초생활수급자로 지원받는 돈에서 아끼고 아껴 한 달에 6만 원 정도의 식비로 버텨야 하기 때문이다. 겨울이 오면 걱정은 배로 늘어나서 채소 먹기가 힘들어진다.

상추도 겨울이 되면 비싸고 얼마 사지 않아도 없는 형편엔 부담이라 채소 반찬은 떨어진다. 아이에게 병을 물려준 것도 미안한데 가난 때문에 제대로 먹일 수도 없는 것이다. 하지만 별다른 방도가 없다. 당장 아이들 학교 준비물값 대기도 힘든 형편이기 때문이다. 엄마 혼자의 몸으로 아이들 셋을 키우는 일은 너무 벅차다.

잘못 먹으면 삼대를 간다는데 없는 사람들은 병이 커지는 상황을 뻔히 알면서도 당해야 하는 걸까? 도시 농업은 이런 상황을 해결하기 위한 대안이 될

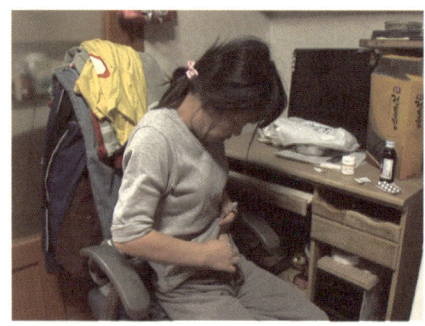 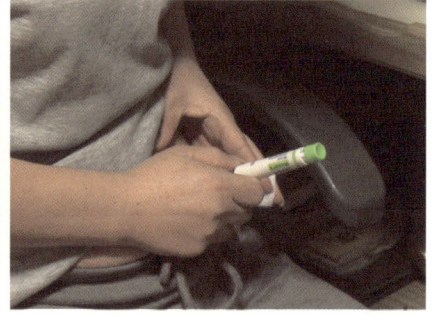

▲ 인슐린 주사를 맞는 모습

수 있다. 작은 시도가 큰 변화로 이어질 수 있기 때문이다.

다큐멘터리 제작진은 통닭을 주식으로 삼아 온 준엽이의 식습관에 변화를 주고자 수직 텃밭을 선물했다.

채소를 싫어하는 아이들도 자기가 직접 기른 것은 잘 먹는다고 한다. 아이의 입맛부터 바꾸기 위한 시도로 텃밭을 설치하고 상추를 심었다. 아이에게 방금 심은 게 뭐냐고 묻자 머뭇거리며 단풍잎인 줄 알았단다. 삼겹살을 싸 먹는 상추가 자라기 전에 어떤 모습인지 처음 봤기 때문이지만 당혹스러운 일이다. 어른들의 잘못이 크다.

수직 텃밭은 옆면에도 채소를 심을 수 있으니 공간 활용에도 최고다. 다행히 아이도 관심을 갖는 듯 보인다. 이 작은 텃밭을 가꾸는 일이 소중한 변화를 가져올 수 있을까?

경기도 동두천시의 삼남매 집에는 수직 텃밭을 놓을 공간도 없지만 방법이 아주 없지는 않다. 손바닥만 한 공간만 있어도 도시 농업은 가능하다. 아이들의 건강을 챙겨 줄 새싹 채소와 콩나물을 기를 수 있는 텃밭을 만들기로 했다. 새싹 채소는 누구나 쉽게 키울 수 있고 일주일이면 먹을 만큼 자란다. 이 텃밭이 아이들에게 부족한 영양을 골고루 공급해 줄 것이다. 비좁은 부엌이지만 바구니 텃밭을 위한 공간은 충분하다. 사실 구석구석 남는 공간을 살펴보면 어느 집에서도 상추 정도는 충분히 키울 수 있다. 옥상에도 상자 텃밭을 활용해 배추를 키워 보기로 했다. 화분 몇 개에 아이들의 표정도 밝아졌다. 단순히 먹을거리가 생겨서만은 아닐 것이다.

3개월 후 수직 텃밭 농사를 시작했던 아이의 집엔 그새 상추가 많이 자랐다. 채소가 스스로 자라는 모습도 신기하고 집에서 농약을 안 치고 직접 싱싱한 채소를 키워서 먹을 수 있다며 아이의 아빠는 흡족해했다. 아직 서툴긴 하지만 아빠는 금방 딴 채소로 요리를 한다. 채소엔 눈길도 안 주던 전과 달리 아이도 일단 스스로 먹으려 했다. 오랜만에 부자가 밥상다운 밥상을 앞에 놓고 행복을 즐길 수 있었다. 이렇게 하면 금세 건강해지겠다.

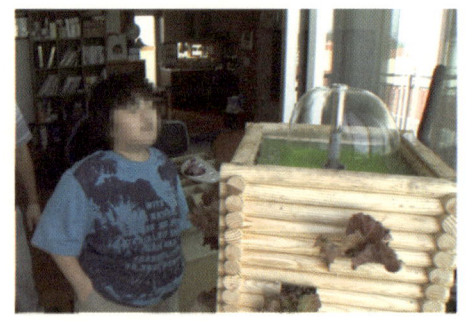
▲ 수직 텃밭에서 자라는 채소를 바라보는 아이

삼남매 집 새싹 채소도 훌쩍 자랐다. 어린 도시 농부들의 첫 수확물인 상추, 배추, 새싹 채소, 콩나물을 모두 한데 합쳐 비빔밥을 차렸다. 여느 해 같으면 채소라곤 김치 밖에 없었을 밥상에 초록 채소 잎이 반갑다. 풍성해진 밥상만큼 마음도 넉넉해졌다. 경제적으로도 도움이 될 것이다.

음식 정의 운동

반가운 소식이다. 가난한 사람도 주변의 관심만 있으면 건강한 먹을거리를 먹을 수 있다. 가난하다 해서 대충 때우는 식의 식생활로 건강을 망칠 이유는 없다. 저소득층이 거주하는 미국 캘리포니아의 웨스트 오클랜드 지역, 이곳엔 뚱뚱한 사람들이 유난히 많다. 값싼 패스트푸드를 먹다 건강을 망친 사람들이 많은 탓이다. 사정이 갈수록 나빠지자 주민들의 건강과 생활을 개선시키기 위한 자생적인 운동이 활발하다.

한적한 주택가 한쪽 공터 앞에 채소 가판대가 놓인다. 사무실 탁자 두 개를 잇대어 만든 초라한 가판대다. 판매될 채소도 허름한 비닐봉지에 담아 정성스럽긴 하지만 모양새는 어설픈 상태로 진열된다. 누가 와서 사 먹을까? 초라하기만 한 이 작은 가판대가 무슨 수로 사람들을 구한다는 걸까? 잠시 후 놀라운 일이 벌어졌다. 하나, 둘 사람들이 모이기 시작하더니 자기 몫을 집어 간다. 주기적으로 채소를 받기로 신청을 한 사람들이다. 한 주민에게서 이유를 들을 수 있었다.

"이 근처에는 식료품점이 없어요. 신선한 야채를 공급받을 수 있어 감사하고 기쁩니다."

놀랍게도 웨스트 오클랜드 지역엔 패스트푸드 가게는 넘쳐 나도 채소 가게가 하나도 없다. 이 작은 가판대가 주민들에게 채소를 공급해 주는 유일한 장소인 것이다. 게다가 전부 다 유기농이고 물건도 다양하다. 양상추와 양파, 딸기 등 제철에 나는 채소와 과일을 그때그때 공급하는데 가격도 저렴하다. 주문 신청을 하면 주당 12달러에 신선한 채소를 살 수 있지만 같은 양을 대형 마트에서 사려면 거의 30달러가 든다.

비싼 유기농 채소를 저렴하게 먹을 수 있게 한 착한 농부들은 의외로 모두 도시의 젊은이들이다. 사회적 정의에 민감한 순수한 청년들이 새로운 해법을 마련한 것이다. 인근의 놀고 있는 땅을 빌려 도시 농업을 시작했다. 단체의 이름도 민중의 식료품점이란 의미의 '피플즈 그로서리(people's grocery)'로 지었다.

이제 좋은 음식은 단순한 먹을거리와 영양의 문제가 아니라 사회 정의의 문제로 인식해야 한다는 뜻을 담았다. 피플즈 그로서리의 설립자인 브라함 아마디는 소외받는 사람들의 식생활이 새로운 사회 운동의 의제가 되어야 한다고 지적했다.

"음식 정의 운동은 미국에서 정치적, 경제적으로 소외된 계층들에게 권한을 부여하는 일을 합니다. 이들은 건강한 식품에 대한 접근이 어렵기 때문에 건강상의 피해를 입는 동시에 경제적으로도 고통을 받고 있습니다."

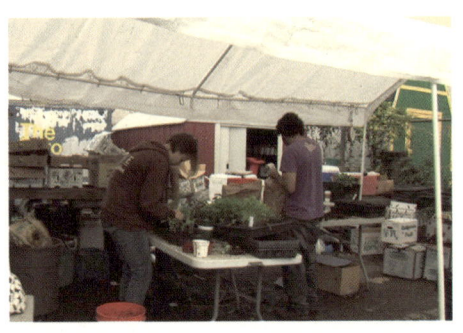
▲ 채소 가판대를 설치하는 모습

빈곤층이 많은 이 지역은 대형 마트가 들어서기엔 입지가 나쁘다. 수지가 맞지 않기 때문이다. 차를 몰고 옆 도시의 마트까지 가면 기름값이 든다. 형편이 어려운 사람들은 결국 가까이 있는 편의점의 가공식품이나 패스트푸드를 사 먹게 된다. 누가 강요한 것은 아니지만 구조적으로 그럴 수밖에 없는 상황이다. 가난하기 때문에 좋은 음식을 먹을 수 없다.

예전과 달리 건강한 먹을거리가 사라진 현대 사회에서 이는 큰 문제다. 최소한 먹을거리의 질 자체가 계층 간에 이 정도로 차이가 나는 시대는 없었다. 소득의 불균형이 건강의 불균형으로 이어지고 있는 현상은 우리 시대에 더욱 두드러진다.

"중산층이나 상류층 사람들은 좋은 음식을 사는 데 문제가 없지만 저소득층은 지금 당장 얼마의 돈으로 음식을 살 것인가만 생각하지요. 10년 후 이로 인해 당뇨병 등 만성 질병에 걸려 더 많은 돈을 쓰게 된다는 것을 생각하지 못합니다."

이 지역 사람들의 당뇨병 발병률은 다른 지역보다 네 배 이상 높고 주민 세명 중 한 명이 비만이다. 이런 사정을 보다 못한 젊은이들이 자발적으로 모여 시작한 일이 '피플즈 그로서리' 프로젝트다. 인근의 노는 땅을 빌려 도시 농업을 시작하고 신선한 채소를 먹는 게 길게 보면 건강을 지키고 돈도 아낄 수 있는 길이라는 사실을 적극적으로 알렸다.

특히, 아이들의 미각 교육에 힘을 쏟고 있다. 어려서부터 좋은 음식의 중요성을 느낄 수 있게 하기 위해서다. 아이들이 신선한 채소와 과일의 맛을 접할 수 있게 늘 시식회를 연다. 입맛이야말로 조기 교육이 중요하다. 길거리에서 하는 초라한 시식회지만 아이들에겐 자연의 맛을 느껴 볼 수 있는 귀중한 공간이다.

아이들을 변화의 씨앗으로 삼아, 궁극적으로는 지역 구성원 전체의 식생활을 변화시키는 것이 음식 정의 운동의 목표다. 어른들을 위해서는 무료로 요리 교실을 열었다. 가공식품을 적당히 데워서 먹는 게 아니라, 신선한 자연 재료들로 '진짜 요리'를 하는 법을 가르친다. 미국 도시의 저소득층은 이런 요리 방법조차 잊고 지낸지 오래다. 요리 교실 참가자는 이 기회를 살려 삶을 바꾸어 활기차게 살겠다는 다짐을 털어놓았다.

음식은 건강으로 이어지고 건강은 행복한 삶과 직결된다. 이것이 바로 음식이 인간의 기본적인 인권이자 정의의 문제가 되는 이유라고 아마디는 역설했다.

"음식 정의 운동은 인권 운동이라고 할 수 있습니다. 건강한

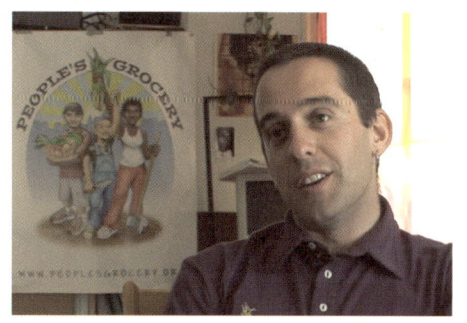

▲ '피플즈 그로서리'의 설립자 브라함 아마디

식품에 대한 동등한 접근권에 관한 운동이지요. 생활 방식과 문화는 환경과 인간 모두의 존엄성을 지켜 주는 땅의 이용, 음식을 생산하는 방식과 직결됩니다."

음식은 인권이다

음식 정의 운동은 저소득층만의 운동이 아니다. 부유한 인근 지역의 사람들도 피플즈 그로서리가 주최하는 바자회에 지원과 격려를 아끼지 않는다. 멀리서 일부러 찾아와 채소를 사 가고 매달 지역민이 한데 모여 계층의 벽을 허무는 행사도 열린다. 음식을 중심으로 지역 공동체의 회복까지 꿈꾸는 자리다.

음식은 사람들의 건강만이 아니라 세상을 치유하는 도구가 되기도 한다. 이러한 운동은 음식을 맛있고, 순수하게 만드는 활동이라 할 수 있다. 바로 우리가 구매하는 음식과 연결된 정의의 시스템을 되살리는 일이다. 먹을거리를 둘러싼 온갖 문제를 밥상만의 문제가 아니라 세상의 문제로 인식하는 일이다. 우리는 모든 사람들이 소득과 관계없이 건강한 음식에 접근할 수 있는 권리를 찾아 줄 수 있다. 음식은 인권이다. 현재의 음식 시스템은 저소득층이 살아갈 수 있게 건강한 음식을 공급하는 데 실패했다. 또한 도시 공동체에서 일자리를 만들고 지역 음식 사업을 할 수 있는 기반을 파괴한다. 다른 한편에서는 가난한 사람들에게 신선한 음식을 공급하고, 영양에 대한 교육을 제공하는 프로그램을 지속적으로 개발하고 공급해 도시 농업을 활성화하고 좋은 일자리를 만든다. 이것을 우리는 '정의'라고 부를 수 있다.

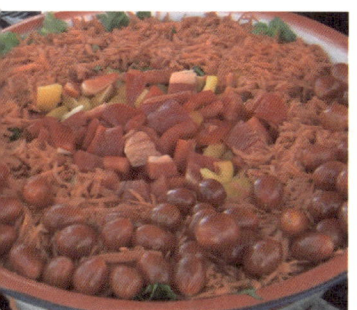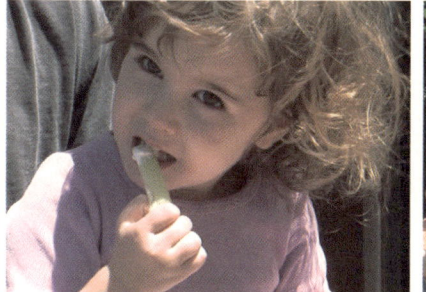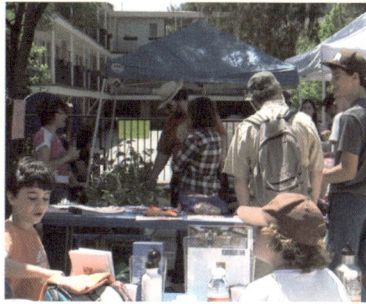

▲ '피플즈 그로서리'의 바자회

현대의 음식 공급 시스템이 나빠지면 나빠질수록 음식 정의 운동의 가치와 역할은 커질 것이다. 이런 예상과 올바른 취지에 공감하고 문제 해결에 적극 참여하는 단체와 사람들도 늘어나고 있다.

캐나다 매니토바 주 미니펙의 도시 농부가 시작한 '한 줄 나누기 운동(Grow a row)' 또한 주목할 만하다. 한 줄 나누기 운동은 텃밭을 가꾸는 사람들이 한 줄, 즉 한 고랑에서 나는 먹을거리를 저소득층에 기부하는 프로그램이다. 1986년 미니펙의 도시 농부 유니스 오도반 씨는 식구들이 다 먹을 수 없을 정도의 감자를 거둬들이게 되자 여분의 감자를 지역의 음식 은행에 기부했다. 이 일을 계기로 기부에 동참하는 사람들이 늘어나면서 신선한 과일과 채소 140만 톤이 음식 은행을 통해 가난한 이들에게 나눠섰다.

1995년에는 미국에서도 '한 줄 기르기(Plant a Row for the Hungry)' 운동이 시작됐다. 이 운동을 통해 정원을 가꾸던 많은 미국인들이 작은 텃밭을 만들어 저소득층을 위한 음식을 생산해 내며 정보를 교환했다. 지금 이 시간에도 사랑과 배려의 혁명이 조용히 퍼지고 있다.

도시 농업의 가능성을 증명한 쿠바의 사례

도시의 자투리 공간을 활용한 농업이 얼마나 많은 사람을 먹일 수 있을까? 이것도 일순간 눈길을 끌었다가 사라지는 유행은 아닐까? 그럴 수도 있고 아닐 수도 있다. 한 가지 든든한 점은 도시의 자투리 공간을 제대로 활용하면 엄청난 양의 음식을 생산할 수 있다는 것을 증명한 선례가 있다는 사실이다. 쿠바로 눈을 돌려 보자. 음식과 관련된 더 많은 정의의 개념이 쿠바의 극적인 사례에 모두 담겨 있다.

1990년 소련과의 교역 관계가 와해되면서 소련에서 오던 원유 공급이 끊겼다. 석유에서 생산되는 연료와 기타 에너지원의 공급량이 반으로 확 줄었다. 한순간에 화학 비료와 자재가 바닥나고 식량 수입마저 힘들어졌다. 쿠바의 농업은 소련의 석유와 맞바꾸기 위한 설탕을 만드는 사탕수수밭 위주로 지어 왔던 터라 식량은 곧 바닥났다. 1990년대 초반 쿠바 국민들의 1일 칼로리 소비량은 1980년대에 비해 70퍼센트나 떨어졌다. 한마디로 거의 굶고 살아야 하는 처지가 됐다.

그러나 쿠바는 이 위기를 단 5년 만에 극복했다. 조상들이 사용했던 옛 농법을 되살렸고 유기 농법을 적극 도입했다. 도시 농업도 단단히 한몫했는데 폭등한 식량 가격 때문에 도시 농업은 매우 수익 높은 사업으로 떠오르기도 했다. 손바닥만 한 공간도 텃밭으로 바꾸어 농산물을 키우고 뒷마당에선 닭과 돼지를 길렀다.

쿠바 정부도 도시 농업 육성에 적극 나섰다. 정부가 채소밭 만들기 사업을 전폭적으로 지원하자 도시 인구 규모에 걸맞은 수의 많은 채소밭이 생겨났다.

도시의 공터와 뒤뜰에서 생산된 식량 작물과 가축들을 판매하는 사설 판매대들도 생겨났다. 위기를 극복하자 재앙은 축복이 되었다. 수입 식품에 의존하지 않아도 맛있고 깨끗한 음식을 안정적으로 공급하는 체계가 자리를 잡았기 때문이다. 도시 농업은 이제 쿠바의 식량 주권을 지키는 든든한 버팀목이 되었다.

쿠바의 성공은 새로운 생각을 가능하게 했다. 첫째, 작은 국가들은 식량을 자급할 능력이 없기 때문에 지역 농업으로 해결할 수 없는 식량 부족분을 수입으로 충당해야 한다는 선입관이 깨졌다. 둘째, 화학 비료와 농약 없이 국민들을 먹여 살릴 수 없다는 편견이 무너졌다. 셋째, 충분한 식량을 생산하려면 효율성이 높은 대형 농장이 필요하다는 이론도 폐기됐다. 소형 농장이나 정원에서 유기 농법으로 땀 흘려 일한 쿠바 인들의 사례는 지역 내 식량 생산만으로도 식량 부족 문제를 해결할 수 있다는 본보기가 되었다.

특히 세계의 식탁을 지배하고 있는 거대 농산복합체와 상관없이 끼니를 먹는 데 걱정할 필요가 없게 만든 지역 내 농산물 생산 시스템은 우리에게도 시

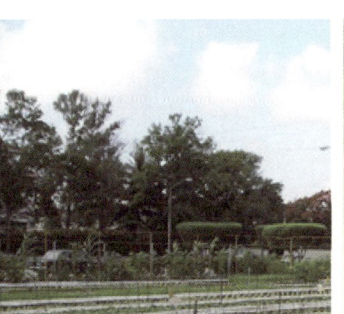
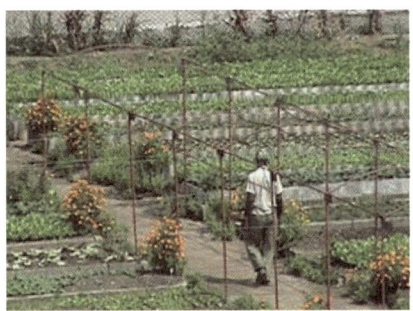
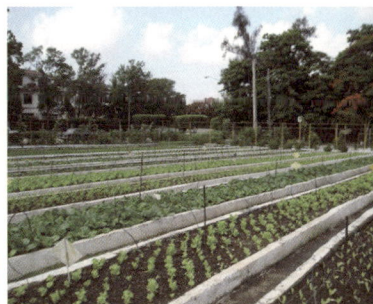

▲ 음식 정의 운동의 성공 사례인 쿠바의 도시 농업

사하는 바가 크다. 도시 농업을 장려함으로써 도시와 근교 지역은 사실상 먹을거리를 자급할 수 있게 된다. 식품의 안전성 문제도 해결되고 지역 내 일자리 수도 늘어난다. 뿐만 아니라 농민들은 농산물 가격에 맞추어 생산량을 조절할 수 있기 때문에 일한 만큼 공정한 대가를 지불받을 수 있다. 쿠바의 농업 혁명은 도시 농업과 지역 내 생산, 생태학적 농법, 공정한 농산물 가격 등 음식 정의 운동이 꿈꾸는 궁극적 대안 모델을 제시했다. 이 중요한 교훈은 앞으로 어디에서나 적용될 수 있는 본보기이자 영감의 원천이다.

미각 회복을 꿈꾸는 맛있는 혁명

사람의 입에 들어가는 음식을 만드는 사람들, 바로 농민의 자존심과 힘이 살아 있다면 우리가 먹을거리에 대해 걱정할 일은 없다. 그들은 어디에 있는가? 사라졌다. 그들에 대한 정의의 구조가 무너졌기 때문이다. 지금 미국에서 1달러로 빵 한 조각을 사면 밀 재배 농민에게는 고작 6~7센트가 돌아간다.(1달러는 100센트) 그 나머지는 고스란히 비료, 유통, 가공, 판매를 장악하고 있는 초국적 기업의 몫이다.

음식 정의를 완성하는 두 번째 기둥은 농민, 그중에서도 지역 농민에게 정당한 몫을 찾아 주는 일에서 시작된다.

그렇다고 우리가 매번 농민에게 돌아갈 쥐꼬리만 한 몫을 계산하거나 거창한 경제학적 마인드를 가지고 쇼핑을 할 수는 없는 일이다. 좀 더 쉽고 간단하고 편리하지만 확실한 방법이 필요하다.

미국의 대표적인 환경 운동가이자 '음식 정원(Edible garden)' 운동의 기획자인 앨리스 워터 씨는 이른바 맛있는 혁명을 제안한다. 앨리스 워터 씨는 캘리포니아 버클리에 1960년대부터 유기농 레스토랑을 열고 근교에서 재배된 신선한 제철 채소를 중심으로 식단을 짜는 세계적인 요리사이다. 미국 식탁의 새로운 시대를 이끄는 지도자는 오로지 맛만 생각해도 충분하다고 말한다.

"저는 그냥 맛을 찾기만 했을 뿐이에요. 자연적인 방식으로 생산한 음식은 맛이 좋을 수밖에 없어요. 유기농 농부들은 먹을거리를 가장 알맞은 장소에 심고 정성 들여 돌보고 가장 좋은 때에 그것들을 따서 바로 저에게 가져다주기 때문입니다."

앨리스 워터 씨는 레스토랑 경영자들이 큰 힘을 발휘할 수 있다고 믿는다. 음식 전문가로서 신중하게 선택하는 모습으로 본보기를 보여야 한다고 주장한다. 슬로우 푸드 운동의 신봉자이기도 한 그녀는 무엇보다 음식을 맛있고, 순수하게 하는 일에 앞장서야 한다고 강요했다.

그녀가 미각의 회복에 집중하는 이유는 우리의 감각이 너무 둔화되었다고 생각하기 때문이다. 그것도 매우 편협한 맛의 종류에 의해 둔화되었다. 바로 패스트푸드의 맛이다. 소금과 지방이 많은 패스트푸드의 맛은 사람의 섬세한 미각을 마비시킨다.

우리는 태초부터 사람들이 먹을거리를 먹는 방식으로 돌아가 다시 예전의 감각으로 음식을 맛봐야 한다. 그러면 우리의 감각이

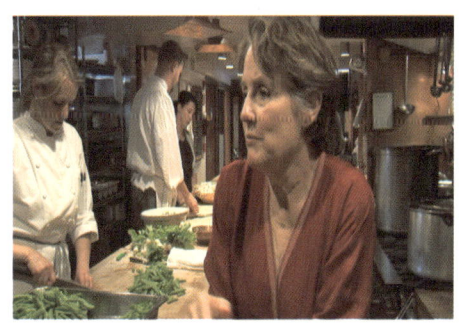
▲ 음식 정원 운동가 앨리스 워터 씨의 레스토랑

우리의 마음을 열어 건강한 아름다움으로 이끌 것이다. 그 아름다움은 우리의 안전한 식탁을 지켜 줄 진실한 농부들의 소멸을 안타까워하고 아쉬워하는 한탄을 넘어 진정 던져야 할 질문에 대한 답이 될 것이다.

사라진 농부들을 어떻게 다시 불러올 것인가? 사람의 입에 들어가는 먹을거리를 생산하는 일의 엄중함을 알고, 아름답고 건강한 먹을거리를 만드는 일에 열정을 쏟을 친구 같은 농부들을 어떻게 불러올 것인가? 이런 의미에서 우리의 식탁은 농부를 농사하는 밭이 된다. 미국의 시인이자 농부인 웬델 베리의 말처럼 '**식사는 농업 행위**'인 것이다.

● 미국의 문명 비평가이자 전통 농법을 고수하는 농부인 웬델 베리는 먹는 일은 세계와 불가분의 관계이며, 또한 농업적 행위라고 말한다. '**식사는 농업 행위**(Eating is an agricultural act.)'라는 말은 우리가 음식의 소비자로서 내리는 선택이 먹을거리를 생산하는 과정과 방식, 농업 공동체의 미래와 지구 전체의 환경에 이르기까지 영향을 미친다는 뜻이다.

우리 모두가 농부다. 농부를 살리는 농부이며 가난하고 병들고 버려진 자들을 배려하는 생명 농사꾼인 셈이다.

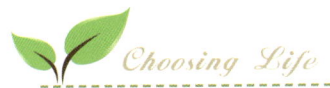

생명의 기적을 위하여   10

무병장수의 꿈

우리가 꿈꾸는 세상은 어떤 모습일까? 오염이 사라지고 얼굴을 아는 이들이 정성껏 마련한 음식이 넘치고, 배려와 사랑이 가득한 공동체가 부활한 미래의 풍경을 기대할 수 있을까? 과학과 기술의 화려한 유혹에 휘말려 무심코 버렸던 가치를 복원한 생활은 어떤 모습일까? 모두가 부러워하는 장수인의 삶이 당연한 현실이 되는 시대일까?

2009년 9월 일본 나고야 미즈호 육상 경기장에서 특별한 운동회가 열렸다. 지팡이를 짚은 백발의 할아버지가 경기장에 들어선다. 해마다 여기서 나이 든 사람들이 육상 실력을 겨루는 '고령자 전용 육상 경기 대회'가 열린다. 투포환 경기에 참가한 히데키치 씨는 나이가 103세지만 걸음걸이는 힘차다. 경기할 차례가 돌아오자 뚜벅뚜벅 걸어 나가 온 힘을 모아 포환을 던진다. 순간 실수로 균형을 잃고 넘어지지만 바로 벌떡 일어난다. 체면은 살짝 구겼지만 부축도 없이 활동하는 모습이 놀랍다. 그 와중에 농담을 건네는 유머 감각도 여전하다.

"안 다쳤어요. 아무렇지도 않아요. 자주 넘어져서 넘어지는 건 잘하는데 던지는 건 안 되네."

전통적인 식생활이 잘 남아 있는 일본에서는 단순히 오래 사는 게 아니라 활력 있고 풍요로운 삶을 누리는 장수인이 많다. 99세의 할아버지도 100미터 달리기에 도전했다. 백수의 나이에도 전력 질주가 가능하다. 최종 기록은 29.63초. 95세 이상 달리기 부문에선 늘 1등이다. 혼자 출전하기 때문이다. 기분이 좋아진 할아버지는 올림픽에도 나갈 수 있다며 너스레를 떤다. 새로운 유전학은 이처럼 특별한 소수가 누리던 무병장수의 행운을 모두가 이룰 수 있다는 꿈을 약속한다.

스웨덴 룬드 대학 의학과의 스테판 린드버그 교수는 유전자에 잘 맞는 식사를 하면 병이 생기는 게 오히려 이상한 일이라고까지 말한다. 오늘날에도 석기 시대처럼 살고 있는 특별한 원주민을 연구하고 내린 결론이다. 린드버그

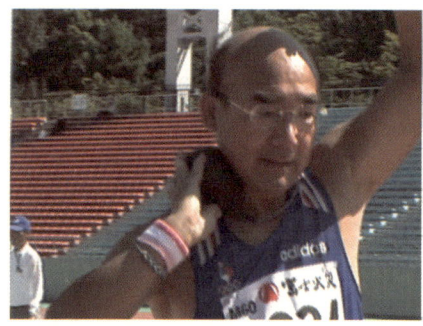 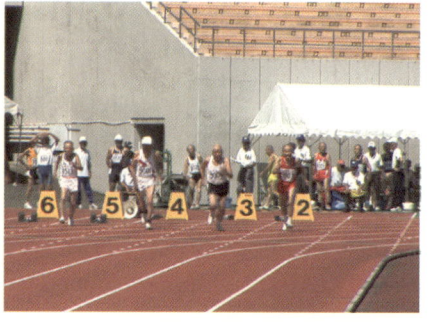

▲ 고령자 육상 경기 대회

교수의 연구지인 남태평양 트로브리안드 제도의 키다바 섬 원주민은 아직도 석기 시대 식생활을 그대로 유지한다. 외딴 섬이라는 고립된 환경 덕에 서구식 식생활에 노출되지 않았고 조상들이 먹었던 식단을 그대로 보존할 수 있었기 때문이다.

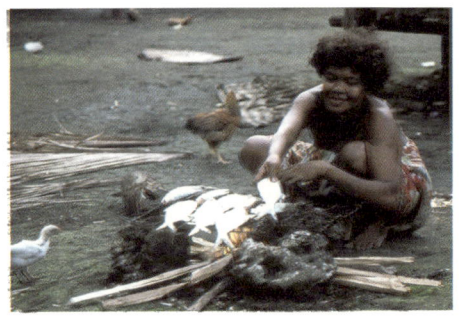
▲ 키다바 섬 원주민의 모습

원주민에겐 늙으면 병이 생긴다는 공식이 성립하지 않는다. 이들에겐 돌연사가 없다. 갑작스럽게 죽는 일은 존재하지 않는다. 그래서인지 노인도 젊은이만큼 건강하다. 린드버그 교수는 "늙으면서 병에 걸리는 현상은 생물학적으로 불가피하지 않으며 정상적이지도 않다."고 주장한다.

일본의 장수인과 남태평양의 원주민은 대대로 전해 내려오던 전통 음식과 생활 양식을 가능한 충실하게 따르며 평범하게 살아왔을 뿐이지만 인간의 잠재적 가능성을 보여 주는 증인들이다. 우리는 최첨단 유전학의 성과를 바탕으로 생활을 다시 설계하기에 앞서, 우리가 유전자의 노예가 아니라 주인이라며 감격해하기에 앞서 과거를 충실히 돌아볼 필요가 있다. 어쩌면 우리는 이미 오래전부터 유전자의 주인으로 살아갈 수 있는 지식을 손에 쥐고 있었을지도 모르기 때문이다. 달걀을 능숙하게 요리하기 위해서 단백질의 분자식과 화학에 꼭 통달할 필요는 없다. 우리는 우리가 알고 있다고 생각한 것보다 훨씬 더 많이 알고 있었던 건 아닐까?

태교의 후성 유전학

20년 전만 해도 모 그룹에서 인재를 뽑을 때 귀를 봤다는 말이 있다. 귀의 모양은 태아 때 만들어지는데 임신 당시 어머니의 마음이 편안해야 모양이 좋아진다고 한다. 귀의 모양을 통해 풍족하고 안정된 환경에서 자란 사람을 찾았던 것은 이런 사람들이 조직을 귀하게 여길 줄 아는 품성을 갖추었을 것이라고 생각했기 때문이다. 귓불이 작고 뺨에 달라붙어 자연스럽게 보이지 않으면 약한 체질이 신체에 드러난 것이다. 얼굴과 분리된 큰 귓불은 강한 체질과 건강한 유전 형질을 상징한다는 것이다. 귀 모양 때문에 기회를 놓친 많은 사람들은 황당해할 일이지만 이런 일화는 진실이든 낭설이든 의외로 깊은 생각거리를 제공한다.

바로 경험에서 우러나오는 체험적 지식의 가치에 대한 문제이다. 우리는 전통 사회가 경험을 통해 발견하고 축적한 지식을 폄하하는 경향이 있다. 미신적 요소와 모호한 소망적 사고 등이 복합적으로 얽혀 과학적이지 않다는 이유에서다. 과학이 옳기는 하지만 모든 일에 옳은 것은 아니니, 민간 지식의 모든 측면을 일축하는 것은 현명하지 않은 일이다.

이런 경우는 어떨까? 과일의 모양이 바르지 않으면 먹지 않고 벌레 먹은 것, 썩어 떨어진 것을 멀리한다. 찬 음식, 쉰 음식, 썩은 고기, 빛깔이 좋지 않은 것, 냄새가 좋지 않은 것, 제철이 아닌 것, 잘못 삶은 것, 술 등을 먹지 않는다. 바로 산모가 음식 태교를 할 때 따랐던 행동 수칙이다.

태교는 산모의 몸과 마음을 태아를 위한 최적의 상태로 만들어서 건강하고 반듯한 성품을 지닌 후손을 출산하기 위한 전통 사회의 지혜로, 음식을 가장 중요시했다. 음식이 태아에게 주는 영향을 직감적으로, 경험적으로 체득했기 때문이다. 옛사람들은 후성 유전학이라는 과학을 몰랐지만 주도면밀한 관찰과 통찰을 통해 무엇이 중요한지를 간파했다. 산모는 먹어야 할 음식, 먹어서는 안 될 음식, 금기하는 것 등을 알고 철저하게 지켰다. 현대 영양학 및 유전학의 많은 연구는 이런 준비가 과학적으로도 합리적이며 타당하다는 증거를 발견했다. 수만 년 동안 아이가 태어나는 것을 관찰하고 산모의 음식과 아이의 건강 상태의 연관성을 주의 깊게 살폈다면 실제로 수만 년 동안의 임상 실험이 행해졌다고 볼 수도 있다.

생명의 기적은 물리적으로는 DNA에서 시작한다. 우아한 이중 나선의 형태를 가진 분자들은 한 인간을 만들어 낼 수 있는 모든 정보를 가졌다. DNA는 생명의 모든 과정을 관할하는 자연의 생물학적 지침서이다. 이 미세한 분자의 존재를 과학자들이 파악한 것은 불과 몇 십 년밖에 안 된 최근의 일이지만 우리의 조상들은 DNA를 건강하고 안전하게 전해 줄 수 있는 영양소가 풍부한 환경을 조성하고 공급하는 방법을 잘 알았던듯 보인다. 그래서 새 생명이 만들어지는 민감한 시기의 음식은 그 중요성을 특별히 인정받아 태교라는 문화적 규범으로 확고하게 자리 잡았던 것이다.

태교만 그랬을까? 전통 사회가 가진 음식 문화엔 더 많은 정보가 숨겨져 있지 않을까? 인류가 거친 자연을 이겨 내고 지구를 지배하는 종이 될 만큼 생존과 번식에 성공적이었다면, 도구를 사용하는 방법을 발견했던 그 좋은 머리로 건강과 행복을 가져다 줄 최선의 음식과 요리법들을 시험하고 발견하고 검증하고 다시 또 수없이 많은 반복과 경험을 통해 좋은 것은 취하고 나쁜 것을 버리며 강력한 지식의 탑을 쌓지 않았을까?

원시 부족의 건강과 장수의 비밀

현재의 아프가니스탄과 파키스탄의 산악 지대에서 사는 훈자(Hunza) 족은 염소와 야크를 몰고 다니는 유목민으로 놀라운 체력과 건강을 자랑한다. 암이 없고 100살 넘게 사는 게 당연하게 여겨지는 이곳 장수촌은 서구 의학계에 미스터리를 던졌다. 도대체 비밀이 무엇일까?

미국의 치과 의사 웨스턴 프라이스는 놀라운 건강을 보여 주는 사람들이 문명 세계의 주민들과 다르게 된 원인을 파악하고자 했다. 평생을 사람들의 치아를 돌보며 보낸 프라이스에게 치아의 퇴화, 얼굴과 치열의 이상 형성, 전반적인 육체적 건강의 퇴화는 이상한 일이었다. 동물에게서는 드문 현상이기 때문이다. 왜 인간만이 유일하게 치아가 입안에서 아무렇게나 자라는 것일까? 그는 영양적인 요소가 얼굴 기형을 만들어 낼 것이라고 믿었다. 인간의 질병이 현대의 식단에서 사라진 특정 영양 요소들의 결핍에서 비롯되었다고 추측한 것이다.

프라이스는 세계를 돌아 사라진 요소의 실체를 파악하기로 했다. 그는 현대의 미스터리를 풀기 위해서는 세계의 숨겨진 부분에서 고립되어 살아온 원시 종족의 후손들을 연구하는 게 지름길이라 생각했다. 그의 계획은 단순하지만 정확했다. 충치를 세어 보는 것이었다. 입속 충치를 세어 가장 치열이 고르고 충치가 적은 부족이 가장 건강한 사람들일 것이라고 추측했다. 건강한 치아가 전반적인 건강의 대리물로 쓰일 수 있다고 생각했다.

그의 가정은 옳았다. 충치의 숫자는 인종이나 문화적인 배경과 관계없이 객관적인 측정치로 쓰일 수 있다. 인체와 치아가 별개라고 생각했던 과거에 충치는 그저 치아 표면에 국소적으로 발생하는 흠 정도로 여겨졌다. 그러나 현대의 치과 연구진들은 치아도 몸의 다른 기관에 영향을 주는 대사 과정을 따른다는 사실을 알아냈다. 몸은 총체적인 하나다. 대사에 이상이 생기면 치아 안쪽에 미묘한 변화가 일어나고 나중에 충치가 생긴다. 충치에 저항력이 생기려면 몸 전체가 건강해야 한다.

1933년 캐나다 로키 산맥 부근 유콘 주를 탐험하던 프라이스는 한 인디언 부족을 만났다. 유콘 주는 겨울에 영하 50도까지 내려가는 추운 지방이다. 인디언들에겐 사냥한 야생 동물이 식량의 거의 전부였다. 그렇지만 인디언들의 치아는 튼튼하고 깨끗했다. 신체도 강인했다. 과일도 자라기 힘든 땅이라 비타민 C가 풍부한 음식도 없었지만 괴혈병에 걸린 사람도 없었다. 궁금해진 프라이스는 괴혈병을 피할 수 있는 방법이 무엇인지 나이든 원주민에게 물었다. 원주민은 괴혈병은 백인들의 병일뿐이라고 했다. 인디언들이 괴혈병에 안 걸리는 것은 아니지만 막을 수는 있다고 했다.

인디언은 북미에 사는 사슴의 일종인 무스를 사냥한 후 콩팥이 있는 등 쪽에서 부신을 꺼내 식구 수대로 나누어 먹었다. 무스와 회색곰의 부신에는 비타민 C가 많이 들어 있다. 인디언들은 비타민 C라는 말도 몰랐지만 건강을 누리기 위해 먹어야 할 것과 버려야 할 것을 정교하게 구분할 수 있었다.

야생 들짐승을 예리하게 관찰한 원주민들은 육식 동물들이 사냥을 마치면 일단 내장부터 먹기 시작한다는 점을 간파했다. 동물의 내장엔 각종 영양소와 미네랄이 풍부하다. 자연의 지혜를 수용할 줄 알았던 원주민들은 내장을 먹기 시작했고 위의 껍질도 먹었다. 근육이나 맛 좋은 살코기는 오히려 개에게 던져 주기도 했다. 문명 세계의 똑똑한 백인들과는 반대로 했다.

이들만이 아니었다. 완벽한 건강을 누리고 충치가 없는 원주민들은 세계 곳곳에서 발견되었으며 그들의 육체적 건강은 전통 음식 덕택이었다. 물론 원주민들의 관점에서 건강이란 별다른 일이 아니었다. 그저 자연스러운 일이었을 뿐이다. 프라이스가 방문한 열한 개 나라에서 만난 원주민 모두 전통적인 식단을 꾸준히 지켰다. 프라이스는 그들이 무척 아름답다는 점도 발견했다. 이빨의 기형도 없었다. 마치 사람들이 거주하는 지역의 풍광과 깨끗한 환경이 원주민들의 육체 속에 고스란히 구현되는 것 같았다. '당신이 먹는 게 당신을 만든다'는 말의 살아 있는 증거였다. 산 족, 마사이 족 등 원주민들은 대자연이 빚은 아름다운 예술품이었다.

사람들이 생각하는 바와는 달리 원주민들은 못 먹어서 마르거나 기아에 시달리고만 있지는 않았다. 원주민들의 삶은 음식을 중심으로 돌아갔다. 음식이 풍부하지는 않더라도 원주민들은 음식의 전문가였다. 자연의 영양소를 섭취하는 실력은 현대인들보다 오히려 뛰어났다. 영양소가 풍부한 음식을 골라내는 데 선수였으며 영양소가 풍부한 작물을 길러 내기 위해 토양을 강화할 줄도 알았다. 건강한 토양의 산물을 가축에게 먹여 더 건강하고 영양소가 풍부한 동물을 길러 낼 줄도 알았다. 동물 몸의 서로 다른 부분에 다양한 영양소가 저장되어 있으므로 먹을 수 있는 모든 부분을 요리하는 방법을 통해 전체적으로 균형 잡힌 영양을 섭취할 줄도 알았다. 프라이스가 연구한 결과를 간략하게 요약하면 아래와 같다.

- 치아가 썩는 이유는 영양 부족 때문이다. 반면 원주민들은 충치와 질병에 거의 완벽한 면역을 갖고 있는데 이들은 정제되거나 가공된 음식을 전혀 먹지 않는다.

모든 원주민 부족들의 식단은 단백질과 비타민, 미네랄이 풍부했다.
- 그러나 문명화에 따라 현대 산업 사회의 식습관을 도입한 부족들은 질병에 취약해졌다. 또한 정제되거나 가공된 음식을 먹은 부모로부터 태어난 아이들에게서는 충치와 더불어 안면 기형까지 나타났다. 이러한 변화는 좁아진 얼굴형, 비정상적인 치열, 전염성 질병과 만성 질병에 대한 면역력 약화로 나타났다.
- 특이하게도 이들 중 원주민의 원래 식습관으로 돌아간 부족들에게서는 충치가 더 이상 생기지 않았고 그 자녀들에게서도 충치나 부정 교합 등이 생기지 않았다. 이러한 결과를 바탕으로 미루어 볼 때 만약 문명화된 인간이 살아남으려면 원시적 식습관과 현대 생활 습관을 합쳐야 한다.

북아프리카의 마사이 부족은 건강한 가축을 생산하는 목표를 중심으로 생활한다. 가축의 우유를 주로 먹고 피와 고기는 적절한 시기에 함께 섭취한다. 마사이 족 남자들은 어릴 때부터 10여 년 동안 동물을 돌보고 살피는 방법을 배우며 자란다. 이 교육은 아주 세밀하고 정교하며 포괄적이다. 가장 뜯기 좋은 풀을 찾아내는 방법도 배우는데 뜯기 좋은 풀은 비의 패턴에 따라 달라진다.

마사이 족은 비가 내리는 패턴을 관찰해 가장 좋은 풀이 자라는 장소를 찾아낸다. 건기에 우유의 생산량과 질이 낮아지면 가축의 복 정맥의 혈관에서 피를 받아 우유에 타서 함께 마시는 방법으로 영양을 강화했다. 이처럼 건강한 음식을 중심으로 돌아가는 원주민의 생활과 문화의 궁극적인 결과물은 건강한 아이들이다.

건강한 아이를 만드는 첫 번째 순서는 미리 준비하는 것이다. 바로 태교다.

태교는 임신 전부터 시작한다. 전 세계의 전통문화는 임신기 동안 최고의 영양을 공급하기 위한 특별한 음식들을 집중적으로 사용한다. 임신 후, 양육 그리고 다시 임신하는 시기에 맞춰 몸을 다시 회복시키는 지식들은 지금 기준으로 봐도 상당히 세련됐다.

마사이 족은 젊은 커플들이 풀이 가장 잘 자라 영양소가 풍부한 우기에 생산되는 우유를 몇 달간 먹은 뒤에야 결혼을 허락했다. 피지 원주민들은 완벽한 아기를 낳는 데 특별히 좋은 효과를 보인 특별한 바다가재를 잡기 위해 먼 길을 떠났다. 아프리카 콩고의 한 부족은 히아신스를 태워 재를 만들기도 했다. 이 지역의 토양은 요오드 성분이 특히 낮다. 요오드가 부족하면 기형아를 낳기 쉬운데 히아신스에는 요오드가 풍부하기 때문이다.

이러한 뿌리 깊은 전통은 오늘날에도 영향을 미치고 있다. 부족의 현자들이 헌신과 연구 끝에 구축한 전통 사회의 지식은 거친 야생의 세계를 살아 내고 유전적인 부를 보호하고 축적하는 데 유용했다. 원주민뿐만 아니라 오늘날 우리가 가진 아름답고 건강한 육체는 이런 전통이 이룩한 위업이라고 볼 수 있다. 이 지식들은 여전히 활용할 수 있다. 현대인이 가진 과학 지식에 전통 사회가 쌓아 온 지혜가 절묘하게 결합한다면 건강과 행복의 황금기를 열 수도 있을 것이다.

하지만 지금 우리는 음식을 생산하는 모든 단계에서 조상들이 했던 방식과는 반대로 하고 있다.

- 우리는 모든 생명과 건강이 의지하는 기반이 되는 토양을 보호하고 강화하는 데 신경을 쓰지 않는다. 장구한 세월을 거쳐 축적된 인류의 유산인 토양을 한 번 쓰

고 버리는 일회용 상품처럼 사용한다. 단기간에 최대한 빨아먹고 영양소가 떨어지면 가차 없이 버린다.
- 우리는 동물들을 비인간적이고 불결한 환경에서 키운다. 동물의 세포를 독소로 채우고 고기를 더 많이 생산하기 위해 자연의 순리를 거스르는 행동을 서슴지 않는다.
- 우리는 비교적 건강한 토양에서 길러진 곡물들마저도 가장 필수적이고, 섬세한 영양소들이 파괴되는 방식으로 가공한다. 가공하고 나서 보니 빠진 게 많아 영양 강화를 한다. 그러나 자연이 정교하게 균형을 맞춘 영양소들 간의 황금 비율은 흉내에 그친다.
- 우리는 그나마 남아 있는 영양소들을 부엌에서 다시 과도하게 요리해 한 번 더 파괴하거나 독성이 있는 기름을 첨가하는 방식으로 식단의 균형을 파괴해 마지막 남은 미량의 영양소마저 대부분 흡수되지 못하고 곧바로 배출되게 만든다.

이러고도 사람들이 충분한 영양을 공급받을 수 있다면 기적일 것이다. 실제로 현대인들의 대다수가 최소 한 가지 이상의 비타민이나 미네랄 결핍증에 시달리고 있다.

원시 시대보다 더 부족해진 현대인의 영양 섭취

원주민은 단순히 균형 잡힌 식생활을 하고 있었던 게 아니라 오히려 현대인보다 영양적으로 더 풍부한 식단을 유지했다. 프라이스는 원주민의 식단에서 지용성 비타민 A, D, E, K와 칼슘, 철, 마그네슘, 인, 구리, 요오드 등 6종의 미네랄을 발견했다. 더욱 흥미로운 점은 원주민의 식단은 현대인의 최소 권장량보다 미네랄이 최소 4배가 많았다. 에스키모 원주민들의 식단에는 백인들의 식단보다 칼슘이 5.4배나 많았다. 인은 5배, 철은 1.5배, 마그네슘은 7.9배, 구리는 1.5배, 요오드는 8.8배, 비타민은 무려 10배나 많았다. 반면에 하얀 밀가루, 설탕, 잼, 정제된 쌀, 통조림 식품, 식물성 기름 등으로 구성된 현대인의 식단은 필요한 영양소의 최소치를 공급하는 데도 모자란다.

최소 권장량이란 말도 이상하다. 그럼 최대 권장량은 얼마나 될까? 왜 최대가 아니고 최소인가? 왜 건강과 행복을 최대화하는 최대치가 아니라 최소치를 권장할까? 문제는 최대치를 아무도 모른다는 데 있다. 정확하게는 최적치를 아무도 모른다. 최소 권장량은 말 그대로 생존하기에, 즉 병이 나지 않게 하기 위한 최소한의 섭취량을 규정할 뿐이다. 다만 대중들에게 전달되는 과정에서 그 정도면 '건강에 해가 없다'에서 '괜찮다'로 나아가 그 정도면 '건강을 지켜 준다'라는 식의 오해가 생겼을 뿐이다. 이런 인식은 현대인이 직면한 노화와 질병이라는 문제에 대한 단서를 제공한다.

미국 국민 보건 영양 조사 연구(NHANES)에서는 미국의 많은 국민들이 공식 단체에서 권장하는 비타민과 미네랄을 충분히 섭취하지 못한다고 발표했다. 다양한 미량 영양소(비타민 등과 같이 아주 적은 양으로 작용하는 동물의 영양소)의 섭취는 사실상 빈곤층, 십 대, 가임기 여성, 비만자, 노령자뿐 아니라 나머지 대부분의 인구에도

● **국민 보건 영양 조사 연구**는 미국 보건통계센터(NCHS)가 미국의 성인과 아동을 대상으로 실시한 건강과 영양 상태에 대한 연구 조사로 영양 상태 및 건강 증진과 질병 예방과의 연관성을 밝혔다.

부족한 것으로 추정된다. 미국 식단에는 탄수화물과 지방은 풍부하지만 미량 영양소가 부족하다. 에너지는 높지만 영양소는 부족한 음식이 주를 이루고 있는 것이다. 이러한 식품들은 저렴하면서 맛이 있기 때문에 특히 빈곤층이 많이 섭취한다. 그래서 겉보기엔 많이 먹지만 속으로는 비타민과 미네랄 섭취가 부족해 골병이 드는 경우가 생긴다. 비만과 영양 부족이 함께 일어나는 괴이한 상황이 벌어지기도 한다. 미국 버클리 캘리포니아 대학의 생화학 교수인 브루스 에임스 박사는 이 점에 천착해 새로운 영양학 개념을 주장한다. 한마디로 최소 권장량보다 더 많은 영양소를 먹어야 한다는 것이다. 반면 가공식품을 위주로 하는 현대인의 식단은 건강한 식단과는 정반대의 길을 가고 있다고 지적했다.

"사람들은 설탕이 많이 든 청량음료를 너무 많이 마십니다. 청량음료에는 영양은 부족하고 설탕은 지나치게 많습니다."

정상적인 대사 작용을 하기 위해서는 약 마흔 개의 서로 다른 미량 영양소가 있어야 한다. 칼슘, 구리, 아연 등과 같은 열다섯 종의 미네랄이 있어야 하고 이중 하나라도 없으면 살 수 없다. 미량 원소들은 체내에서 합성되지 않기 때문에 음식을 통해 얻어야 한다.

"우리 몸은 훨씬 복잡하죠. 사람들은 매우 불균형한 식사를 합니다. 설탕과 지방은 너무 많고 비타민, 미네랄은 부족합니다. 그러니 비만인 사람들은 모두 영양 부족을 겪고 있습니다. 칼로리는 설탕, 지방 등을 통해 많이 섭취하지만 비타민을 얻지 못하고 있지요. 아마도 그 때문에 배가 고프게 되는 건지도 모릅니다."

이는 이유를 알 수 없는 식탐을 이해하는 단서가 될 수 있다. 몸은 미량 영

> **트리아지 이론** 트리아지란 '분배'를 뜻하는 프랑스 어 '트리아지(triage)'에서 유래한 말로 여러 명의 부상병이 있을 때 부상이 심각한 환자와 부상이 약한 환자를 구별하여 치료의 우선순위를 분배하는 것을 뜻한다. 트리아지 분배 메커니즘이란 이처럼 치료 우선순위를 정하기 위한 부상자 분류를 뜻하는 트리아지를 인체 내 작용에 비유한 것으로 단기적 생존에 관련된 기능을 우선적으로 보호하는 것을 가리킨다.

양소를 원해서 배가 고프다고 신호를 보내는데 영양소가 불균형한 식품을 먹음으로써 상황을 더욱 악화시키는 일이 벌어지는 것이다. 이런 상황이 이어지면 당장 눈에 띄지는 않지만 치명적인 문제가 생길 수 있다. 에임스 박사는 미량 영양소의 결핍이 염색체 이상 및 인간의 암과 관계가 있고 조기 노화에도 영향을 준다고 믿는다. 그는 DNA 손상과 후발성 질환은 일시적인 미량 영양소 부족을 이겨 내기 위한 **트리아지**(triage) **분배 메커니즘**의 결과로 볼 수 있다고 지적했다.

"비타민이나 미네랄이 부족한 경우 자연은 단백질 중 일부만을 우선적으로 보호합니다. 장기적 건강과 관련된 단백질은 우선적 보호 대상이 아닌데, 주로 노화와 관련된 것들입니다. 노화와 관련된 기능들은 당장 생명에 관련된 것이 아니기 때문입니다. 인체는 단기적 생존과 관계된 기능을 우선적으로 보호합니다. 우리 몸도 마치 의사처럼 트리아지를 하는 것이죠. 하지만 장기적으로 미량 영양소가 부족하면 암에 걸리기 쉽고 면역력이 약해질 수 있습니다."

생명체는 단기적 생존과 장기적 건강이 충돌할 경우 단기적 생존을 선택한다. 일단 살고 봐야 나중이 있다. 인체의 생존에 단기적으로 중요한 기관에 희소한 미량 영양소를 배정하는 사이 장기적인 생존에 필요한 기관들은 영양소 부족으로 손상을 받을 수 있다. 장기적인 생존에 필요한 기관들은 일부 손상된다 하더라도 바로 의식할 수 있는 수준의 증상이 곧바로 나타나지는 않는다. 하지만 점차 인체가 노화되면서 문제는 표면적으로 드러나기 시작한다. 인체를 서서히 죽여 가는 것이다. 눈에 띄지 않기에 대처하지도 못하다 한꺼번에 문제가 병으로 전환되면 감당할 수 없게 된다.

달콤한 탐닉은 영양의 불균형을 부르는 현대의 흑사병이다. 설탕 자체가 원래 나쁘기 때문이 아니라 함께 섭취해야 할 다양한 영양소가 빠져 있기 때문이다. 원래 사탕수수에는 당분 외의 영양소도 함유되어 있지만 정제하는 과정에서 사라진다. 흰쌀, 흰 밀가루도 마찬가지다.

특히 주식이 쌀인 사람들에게 설탕과 정제 곡물의 영향은 치명적이다. 정제 과정에서 비타민 B군이 쌀에서 제거된 탓에 체내에 영양 불균형이 발생한다. 단지 섭취를 적게 하기 때문이 아니라 대사 과정에서 부족한 비타민 B군을 몸에서 대신 빼 가기 때문이다. 우리 몸은 필요한 영양소를 공급받지 못해 피곤하고 그나마 모아 놓았던 영양소도 뺏겨 이중으로 고통받는다. 같은 이유로 설탕 역시 체내에 축적된 비타민을 고갈시킨다. 흰쌀에 흰 설탕을 함께 먹으면 문제는 배가 되고 마지막에는 병이 생긴다.

우리의 몸은 수백만 년의 세월을 거쳐 진화해 온 정교한 생존 기계다. 생존에 영향을 주는 요소라면 무엇이든지 없애기 위해 다양한 메커니즘을 진화시켰다. 병도 그중 하나다. 병은 신체 이상의 결과이자 경고다. 신체의 이상은 항상 무언가를 시사한다. 이런 의미에서 우리는 항상 경고와 유혹의 경계에 서 있다. 비만과 만성 질병이 만연하고 있는 이 시대는 그 어느 때보다 위급한 선택의 시기이다.

우리의 선택은 식탁에서 사라진 전통적 요소들(오래 됐지만 이제는 새로운 것이 된)을 찾는 데서 출발해야 할 것이다. 전통 식단의 생태적, 환경적, 영양적 의미를 재평가하고 그것들을 보충하는 일이 시급하다. 하지만 건강한 식단은 홀로 오지 않는다. 문화와 사회 환경과 생태의 건강이 한꺼번에 와야 한다. 왜냐하면 이러한 요소들은 서로를 지탱하고 강화하며 진화한 전체로서 작용하기 때문이다.

건강하고 유전적으로 강인한 아이들을 만들고 양육할 수 있는 사회를 만들기 위해 필요한 것들을 당장에 선택하려는 의지가 중요하다. 진정 인간의 행복과 건강을 최우선으로 놓고 다음 세대로 이어질 환경과 생태의 안녕을 최우선으로 생각한다면 조금 늦게 가거나 불편하더라도 다 참을 수 있을 것이다. 그러나 불행하게도 우리는 현대 문명에 중독되어 있다.

문명은 원래 '도시에서 사는 법'을 의미한다. 도시에서 사는 방법은 여러 가지가 있겠지만 오늘날에는 '도시에서 살면서 돈을 가장 많이 벌고 축적하는 법'이 문명이다. 문명은 변했지만 불행히도 우리 몸은 그대로다. 우리의 몸은 질병을 통해 뒤틀린 문명의 심연에서 벌어지는 일을 고발한다. 이 길의 끝은 유전자 붕괴가 될 것이다. 수백만 년 동안 쌓아 온 유전적 회복력과 보존력이 한꺼번에 무너질지도 모른다.

생명은 그렇게 아슬아슬한 균형 위에 서 있다. 하지만 우리의 유전자에는 수백만 년 동안 검증 과정을 거친 지혜가 암호화되어 있다. 이제 '야생에서 사는 법' 혹은 '자연과 더불어 사는 법'을 도시로 불러와야 할 때다. 우리의 몸은 여전히 야생이기 때문이다.

음식 비슷한 물질이 아니라 음식을 먹어라

미국의 저명한 저널리스트 마이클 폴란은 "음식 비슷한 물질 대신 음식을 먹어라."라고 목소리를 높였다. 음식이 아니라 음식 비슷한 물질들이 넘치는 현대의 비틀린 식생활을 꼬집는 지적이다. 실제로 우리가 음식이라고 부르는 대부분의 식품들은 백 년 전만 해도 공상 과학 소설에서나 나올 법한 물질이다. 실험실에서 여러 재료를 섞고 화학 물질을 첨가해, 자연 상태보다 훨씬 더 오래 저장하고 유통하기에 적합하게 만든 가공식품이 밥상을 차지했다.

가공식품은 식품의 다양성, 음식의 맛과 향미를 몰아냈다. 가공식품의 원재료인 옥수수와 대두가 엄청난 물량 공세로 밀어닥치면서 다른 식물들은 식탁에서 쫓겨났다. 가공식품은 가공 단계에서 본래 원료에 포함된 영양소가 없어지거나 감소된다. 또 다량의 식품 첨가물이 들어간다. 대부분 짜고 매콤하고 달콤한 맛이 난다. 이런 자극적인 가공식품을 많이 먹으면 먹을수록 함께 먹는 반찬의 양이 적어지면서 영양 섭취가 편중된다. 그러면 기괴한 일이 벌어지는데 과식을 하지만 영양실조 상태에 빠지는 것이다.

음식뿐이겠는가? 요리도 요리가 아니라 '요리 비슷'해졌다. 음식 비슷한 물질을 사서 전자레인지에 넣고 요리 비슷한 행위를 뚝딱 해치운다. 참 편리하고 시간도 절약된다. 그렇다면 우리는 건강 비슷한 것도 가실 수 있을까? 몸은 '건강 비슷한' 것을 모른다. 건강하거나 아니거나 둘 중 하나다. 우리의 건강은 '가공하고 통제'하기엔 너무 까다로운 대상이다.

비슷한 것들은 극성스럽다. 진짜에는 미치지 못하니 사실을 왜곡하고 비틀면서 비슷한 것들이 오히려 월등하다는 분위기를 조성하기 위해 온갖 달콤한 수사를 동원한다. 자극적인 광고와 마케팅을 이용해 우리의 정신까지 조정하려 든다. 덕택에 우리는 싸구려 음식을 비싼 대가를 치르며 먹으면서도 우아하고 고상한 이른바 '고급 음식 문화'를 향유하는 듯한 착각에 빠져 살아간다.

화려한 포장과 마케팅에 능한 기업은 음식을 파는 게 아니라 사실 '허위의 식'을 팔고 있다고 볼 수 있다. 인간의 욕망을 교묘하게 유도하고 변형해 결국은 물건을 사게 만들고야 마는 상술과 이윤을 향한 탐욕이 생명을 돌보고 키우는 신성한 성찬의 영역까지 오염시켰다.

어리둥절한 현상도 등장한다. 너무 불안해 음식을 가리고 가려서 먹으려다가 오히려 건강이 나빠지는 **오소렉시아**(orthorexia)라는 엉뚱한 병에 걸리는 사람도 나타났다. 이 병을 앓는 사람들은 몸이 필요한 최소한의 영양도 섭취하지 못해 뼈만 앙상할 정도로 마르고 체형이 뒤틀리기까지 하지만 몸에 안 좋은 물질을 먹게 될까 봐 멀쩡한 음식도 거부하고 안절

> ● 강박적으로 건강식품이나 건강한 식습관에 집착하는 증세를 가리킨다. **오소렉시아**는 '정확한, 올바른'을 뜻하는 그리스 어 오르토스(orthos)와 '식욕'을 뜻하는 '오레식스(orexis)'에서 유래한 명칭이다. 건강에 좋지 않다고 판단한 음식을 먹으면 불안감과 죄의식을 느끼며 지방이나 방부제를 함유한 음식, 동물성 식품 등을 회피하기 때문에 영양실조에 시달리다 사망에 이르기도 한다.

부절못하다가 정상적인 생활을 하지 못한다. 현대의 뒤틀린 음식 문화의 상징적인 모습이기도 하다.

우리 몸은 산업적 음식 시스템의 시장이다. 불행하게도 우리의 위는 하나뿐이다. 아무리 많은 음식을 생산해 내도 위가 하나뿐인 인간이 소화하고 소비할 수 있는 양은 한계가 있다. 산업적 시스템이 이 문제를 해결할 수 있는 방법은 무엇일까? 더 먹게 만드는 방법밖에 없다. 자동차까지 곡물을 먹이는

세상이다. 곡물 에너지를 소비하는 자동차 엔진과 곡물 가공식품을 먹는 인간의 위장은 산업적 시각에서는 별 차이가 없다.

하지만 우리의 몸은 인간의 몸이다. 인간의 몸에는 동시대인들뿐만 아니라 수천 년 전에 살았던 조상과 수만 년 뒤에도 살아갈 후손들을 연결하고 지켜주는 영역이 존재한다. 이곳의 물리적 실체가 유전자이고 소통의 언어는 후성유전체이다.

몸이 느끼는 생생한 감각과 체험은 지혜의 밭이자 무대이다. 몸의 바탕은 생명을 주는 음식이며 그 음식들의 배후는 대지의 풍성함이다. 대지의 풍성함은 생명력 충만한 환경에서 유래한다. 우리는 이것들도 잃고 있다. 언제까지 어디까지, 우리는 싸움 한번 제대로 해 보지 않고 가족의 식탁을 이익에 눈먼 세력들에 내줄 것인가?

| 덧붙이는 글 |

우리는 매일 먹으면서
운명을 쌓아 간다

생명을 향한 열정

서울에서 두 아이를 키우는 박창현 씨는 이른바 유별난 '에코 파파'다. 그는 평소 지역에서 생산된 제철 음식 먹기 등을 실천하다가 급기야 가족들이 먹을 깨끗하고 안전한 음식을 직접 구하기 위해 전국을 돌아다니게 됐다. 먼 남쪽 지방에서부터 강원도 산골까지 죄다 훑다 보니 시간과 비용이 만만치 않게 들어가지만 전혀 아깝게 생각하지 않는다. 오히려 얻는 게 더 많다고 생각한다.

이 과정에서 그는 묵묵히 힘든 길을 걸어온 '생명 농사꾼'들도 만났다. 그 가운데에는 기적의 사과로 세계적인 자연농 스타가 된

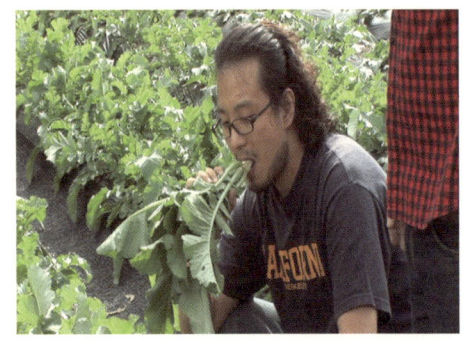

▲ 에코 파파의 모습

기무라 씨보다 먼저 무농약, 무비료, 무투입 농법을 시도한 농부들도 있었다. 그들은 '콩 세 알을 심어 한 알은 날짐승을 주고, 한 알은 길짐승을 주고, 나머지 한 알만 잘 키워 우리도 먹자.'라는 조상의 마음을 그대로 간직한 농부들이었다. 사실 이 농부들은 그동안 사람들의 관심을 받지 못했을 뿐 늘 우리 곁에 있었다.

 어떤 면에서는 시대에 뒤떨어진 사람들이기도 하다. 그러나 이제 이 우직한 자연 농부들은 생명의 밥상을 지키는 씨앗이다. 박창현 씨는 이 소중한 씨앗이 더 크게 자랄 수 있도록 돕기로 결심했다. 그는 인터넷을 통해 안전한 음식을 구하기 위해 그동안 자신이 기울여 온 노력과 이를 통해 얻은 정보를 다른 사람들과 공유했다. 공동 구매와 같은 방법을 통해 농부들에게 새로운 수입원을 만들어 주기도 했다. 새로운 시도로 환경과 다음 세대를 생각하는 생활 방식과 가치를 확산시키기 위해서다. 처음에는 단지 사랑하는 아이에게 좋은 것만 주겠다는 아빠의 마음에서 시작한 일이 모든 생명을 살리고자 하는 열정으로 확대된 것이다.

 한마음 공동체를 이끄는 남상도 목사는 농부 목사이다. 자칭 '노가다 목사'이기도 한 그는 80년대부터 유기농 운동에 온 열정을 쏟았다. 그때는 유기농 운동을 하면 '빨갱이' 소리를 듣던 시절이었다고 한다. '제초제 쓰지 않기 운동'을 시작으로 농민들과 변화를 시도했지만 힘들게 생산한 농산물의 이득을 유통업자들이 독차지하는 현실 앞에 분노해야 했다. 그래서 직접 차린 농산물 유통업체가 바로 한마음 공동체다. 20여 년이 지난 지금 한마음 공동체는 한 해 100억 원이 넘는 매출을 기록하며 활발한 활동을 하고 있다.

 남상도 목사는 현재 자연 농법을 보급하는 일에 몰두하고 있다. 남 목사는

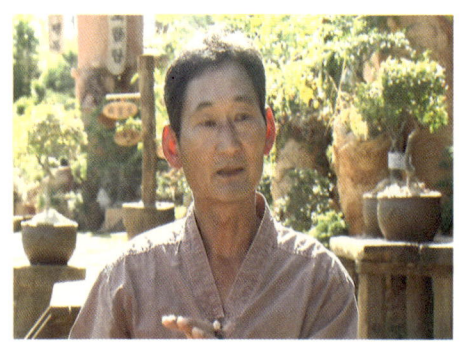
▲ 생명 농사꾼 남상도 목사

이제 자연 농법이 유기농을 뛰어넘는 미래의 희망이라고 믿는다. 썩지 않는 기적의 사과를 만든 기무라 씨와 손잡고 자연 농법을 국내에 보급시키는 일에 앞장섰다. 그 결과 2009년에 한마음 공동체의 사과 재배농인 전춘섭 씨와 함께 국내에서도 기적의 사과 재배가 가능하다는 것을 증명해 냈다. 2005년 기무라 씨의 농장을 방문한 뒤 2007년 3월 과수원에 묘목을 심었다. 몸에 좋은 작물은 땅의 힘으로 나는 것이지 인위적으로 만드는 게 아니라는 믿음으로 기무라 씨가 11년 만에 간신히 재배에 성공한 기적의 사과를 3년 만에 수확하는 성과를 올렸다.

남 목사는 우리 땅과 먹을거리, 문화가 더 망가지기 전에 소비자들이 깨어나 진짜 먹을거리를 선택하고, 농민의 마음을 헤아리고 힘을 실어 주는 날을 언제나 꿈꾼다.

이와 같은 생명을 향한 사랑과 열정은 세상을 바꾸는 혁명을 조용히 준비해가고 있다. 이제 우리는 변화의 물결이 일어서는 광경을 목도할 수 있을 것이다.

산업 시스템의 열정

우리에겐 버릴 수 없는 또 다른 열정이 있다. 바로 산업에 대한 열정이다. 모든 현대 문명은 싸고, 편리하고, 시간을 절약해 주는 이 열정의 표현형(phenotype)이다. 우리의 밥상을 점령한 산업적 식품 문화도 마찬가지다.

패스트푸드 산업을 생각해 보자. 화려하고 세련된 분위기의 매장, 친절하고 상냥한 직원들, 척척 돌아가는 기기, 분 단위로 딱 맞춰 나오는 햄버거와 피자, 싼 가격에 풍성하게 차려진 음식을 먹고 나가는 활기찬 사람들과 아이들의 미소가 떠오른다.

사회학자 조지 리처는 맥도날드화로 대표되는 패스트푸드 문화의 매혹적 요소를 네 가지로 분석했다. 첫째, '효율성(Efficiency)'이다. 소비자에게 배고픈 상태에서 벗어나 포만감을 안겨 주는 최선의 방법을 제공하는 것이다. 둘째, '계산 가능성(Calculation)'이다. 소비자는 주문한 음식이 몇 분 만에 나올지, 양이 얼마나 될지, 돈이 얼마나 들지 정확하게 계산할 수 있다. 셋째, '예측 가능성(Predictability)'이다. 엄격한 표준화로 세계 어느 곳에서든 같은 종류의 음식을 내놓을 수 있다. 넷째, '자동화를 통한 통제(Control)'다. 모든 과정이 자동화된 시스템을 통해 작동되기 때문에 오류를 최소화할 수 있다.

이러한 산업의 성격 또한 열정과 혁신의 성과임을 부정할 수는 없다. 하지만 우리가 패스트푸드를 먹으며 절약한 시간과 돈은 어느새 뚱뚱해진 몸을 돌보는 데 쓰이고, 환경을 회복하는 데 들어가고, 가족과 공동체를 되살리는 데 쓰일 세금으로 빠져나간다. 근사한 식당에서 얻었다고 믿었던 것들도 곰곰이 따져 보면, 먹고 싶은 음식이 아니라 일방적으로 제공되는 음식을 불편한 의자에 앉아 허겁지겁 먹는 사이에 이미 사라지고 없다는 것을 깨닫는다. 우리는 과연 무엇을 아끼고, 무엇을 얻었을까? 애초에 보다 나은 세상을 향했던 열정은 어디서부터 틀어졌을까?

생명과 산업의 충돌

최근 들어 깨끗하고 건강하고 정의로운 먹을거리에 대한 열정이 사람들을 변화시키고 있다. 정도의 차이는 있지만 우리는 문제를 심각하게 받아들이기 시작했다. 깨끗하고 건강한 음식은 이제 중대한 관심거리다. 언론은 지역 먹을거리 특집을 빈번하게 다룬다. 제철 음식, 농민 장터 등도 빠지지 않는다. 무심한 사람들도 '착한 먹을거리'에 대해 눈길을 보내기 시작했다.

그러나 밥상은 여전히 형편의 문제이기도 하다. 우리는 음식을 구입할 때 가격을 생각할 수밖에 없다. 누구나 값싼 상품에 먼저 손이 간다. 먹을거리에 유난히 신경 쓰는 사람들은 배부른 사람들이라며 은근히 시샘하기도 한다. 게다가 현대의 식탁을 점령한 가공식품은 싸고 편리할 뿐만 아니라 시간도 절약해 준다.

생명 시스템과 산업 시스템은 우리의 밥상을 놓고 서로 충돌하고 있다. 우리의 내면에서는 후성 유전체와 유전자를 중심으로 하는 생명 시스템이 활약하고, 우리의 외부는 식품 기업과 제도로 대변되는 산업 시스템이 지배한다. 불행히도 두 시스템은 사이가 나쁘다. 한 쪽은 최소한 100년, 200년의 감각으로 움직이는 '느린(slow)' 시스템이고 다른 쪽은 1년, 2년 단위로 급변하는 '빠른(fast)' 시스템이다.

　빠른 시스템의 입장에서 느린 시스템은 굼뜨고 어수룩하지만 핏줄처럼 이어진 인연이다. 느린 시스템의 입장에서 빠른 시스템은 현기증이 나도록 가볍고 경솔한 욕심쟁이지만 버리기엔 아까운 일꾼이다. 오늘날 우리의 밥상은 이 두 열정의 갈등과 긴장이 고조되는 전쟁터와 같다. 먹을거리는 이 전쟁터의 한복판에서 우리가 매일 대하는 부상병들이다.

　문제의 핵심은 우리가 생명의 리듬과 시간에 대한 감각을 회복할 수 있는가에 달려 있다. 산업 시스템은 이윤을 최대화하려는 의도와 목적에 충실하다. 자본은 빨리 돌면 돌수록 더 많은 이윤을 창출하기 때문에 더 길고 큰 차원의 시간 단위에서 성과를 분석하고 평가하기를 외면한다.

　산업의 입장에서 비교적 장기간에 걸친 계획을 세운다 할지라도 생명체의 리듬에 비추어 보면 너무나 짧을 수밖에 없다. 진화의 시간 단위인 몇 만 년은 고사하고 유전적으로 직접 영향을 미치는 삼대라는 시간 단위에서 움직이는 기업이 존재할 수 있을까? 1년 단위로 성과를 평가하고 진퇴가 결정되는 기업이 100년, 200년을 내다보는 계획을 짜고 실행하는 것은 무리일 수도 있다. 그들도 산업 시스템의 부속에 불과하기 때문이다.

　산업적 음식 시스템의 제한된 합리성은 시야를 왜곡한다. 어느 순간부터 우리는 음식을 완성체가 아닌 원료로 보는 편견에 물들었다. 우리는 자연적인 것을 거칠고 다듬어지지 않은 대상으로 본다. 그러나 모든 생명체는 각자가 처한 환경에 최적으로 적응한 존재이다. 음식도 살아 있을 때는 생명이다. 생명은 수백만 년의 시행착오를 통해 환경에 적응했기 때문에 살아남았다. 그 과정에서 음식도 고유의 정보 시스템을 구축했을 것이다.

음식은 단지 단백질, 탄수화물, 지방과 같은 영양소의 기계적인 조합이 아니라 그밖에 아직 과학이 밝혀내지 못한 수많은 요소가 역동적인 상호 작용을 통해 협업하는 진화의 완성품으로 봐야 마땅하다. 감자는 어느 날 갑자기 땅에서 불쑥 솟아나지 않는다. 하늘 아래 생명 있는 그 무엇이 공장에서처럼 하룻밤 사이에 뚝딱 만들어졌겠는가?

우리는 이 완성품을 섭취하면서 칼로리뿐만 아니라 정보도 흡수한다. 음식을 먹으면서 우리는 먹을거리의 역사도 함께 받아들인다. 그 정보의 성격과 작동 방식에 대한 우리의 지식은 여전히 한계가 있지만, 우리의 몸은 가장 미세한 차원에서도 거대한 환경의 역사를 기록하고, 반응하고, 전달하는 기억 체계이기도 하다. 우리는 매일 음식을 먹으며 스스로 운명을 쌓아 간다. 우리가 지금 살아가는 방식은 우리의 아이들에게 유전자 차원에서 깊고 영속적인 영향을 미친다.

후성 유전 시스템은 우리의 세포 속에서 은밀하지만 정확하게 운행하고, 산업 시스템은 우리의 몸 밖에서 빠르게 돌아가고 있다. 산업의 유전자가 대량 생산, 표준화, 효율, 예측 가능성 등이라면 현대인은 그 유전자를 끄고 켜는 산업의 후성 유전체에 해당한다. 우리 자신이 원하든 원하지 않든 산업 시스템을 유지하고 돌아가게 하며 우리 몸의 후성 유전체를 함유한 먹을거리를 만드는 당사자다. 바로 이 음식들이 우리 몸속에서 유전자를 움직이는 일꾼으로 변신할 것이다. 그러나 오늘날 산업 시스템이 생산한 먹을거리를 우리는 불안과 의혹에 찬 눈길로 바라볼 수밖에 없다.

두 열정 사이의 갈등은 사실 우리가 보다 나은 삶을 추구하는 와중에 생겨났다. 이제 우리는 이 싸움을 그만 멈추어야 하지 않을까?

생명의 선택

산업적 음식 시스템도 생명 시스템의 요소와 특징을 활용하면서 돈을 벌고 부가 가치를 쌓아간다는 면에서 이차적이다. 그러나 현대 사회의 산업적 음식 시스템은 생명의 시스템을 소홀히 여기며 착취하고 있다. 자연이 만들어 놓은 밥상에 숟가락 하나 얹듯이 유전자 하나 조작하고 종자의 소유권을 가지려고도 한다. 몸에 이로운 음식이 아니라 팔기 좋은 음식들에게 더 좋은 자리를 내주기 위해 열을 올리기도 한다.

이런 혼란 속에서 살고 있는 우리에게 후성 유전학은 많은 생각을 일깨운다. 이 순간에도 우리는 선택할 수 있다. 생명에 대한 열정과 산업에 대한 열정이 충돌할 때 우리는 기억할 수 있다.

적어도 음식은 우리의 아이들이 걸린 문제임을.

이제는 그 아이들의 아이들도 걸린 문제임을 안다.

알게 모르게 인류는 이 새로운 지식을 직감하고, 늘 생명을 존중하고 보호하고 배려하는 문화를 물려줬다. 이번에는 우리 차례다. 누군가 '왜 고생을 사서 하느냐?'고 묻는다면 이렇게 대답할 수 있을 것이다.

'내가 먹는 게 삼대를 간다!'

| 감사의 말 |

좋은 작품을 만들 때 작용하는 힘은 한 PD를 둘러싼 모든 환경을 포함한다. 기댈 수 있는 언덕인 SBS의 선후배들에게 감사드린다.

특히 「생명의 선택」 프로젝트를 선택하고 지지해 준 SBS 제작 본부 민인식 CP에게 감사한다. 이은정 작가, 최영기 PD, 최정호 PD, 이동훈 PD, 한오석 VJ, 우용만 VJ, 김호성 VJ, 이송민 작가는 힘든 작업을 함께하는 든든한 친구들이다. 연세대 게놈 연구소의 김영준 언더우드 특훈 교수와 배재범 교수는 어마어마한 인내심으로 후성 유전학의 정글에서 제작진이 길을 잃지 않게 든든한 손을 내밀었다. 마음속에 깊이 간직할 이름은 끝이 없다. 미국 듀크 대학 랜디 저틀 교수, 캐나다 맥길 대학의 모쉐 시프 교수, 스웨덴 카롤린스카 영양 연구소의 비그렌 교수는 단순한 취재원이 아니라 현명한 안내자였다.

이화여대 통섭원의 최재천 석좌 교수, 일본 영장류 연구소의 마쯔자와 소장은 필자의 생명에 대한 이해를 넓히고 주제에 대한 영감을 주는 멘토이다. 피디의 가족은 고달프다. 아내 최민희, 아들 신진웅, 신재영에게 이 책이 반쯤 정신을 놓고 사는 필자가 쓸모 있는 일을 하고 있다는 증거가 되기를 바란다. 늘 미안하고 고맙다.

| 찾아보기 |

ㄱ
글라이포세이트(glyphosate) 104, 112

ㄴ
녹색 혁명 108~110, 112, 128~129

ㄷ
다환 방향족 탄화수소(PAHs) 95, 97
단단한 유전(Hard inheritance) 39
단종 재배 107, 112
DDT 97~98, 109

ㄹ
라마르크 25, 39~40
라운드 업(Round up) 112~113, 131, 133

ㅁ
마트료시카 29
메틸기 44~46, 48~53, 94
메틸화 47, 49, 52, 67~68, 95~96

몬산토 112, 131, 133
미국 국민 보건 영양 조사 연구(NCHS) 216
민감기 효과(time window effect) 36

ㅂ
부드러운 유전(soft inheritance) 39
비스페놀 A(BPA) 92~94, 96~97

ㅅ
산증(acidosis) 117
성장 정체기(SGP, Slow Growth Period) 36
스타링크(Starlink) 149
신경관 결손증(NTD) 14~15
실질적 동등성 146

ㅇ
아구티 유전자 50~52
아구티 쥐 51
안정시 대사량(resting metabolic rate) 77
엽산 15~16, 49, 52, 68
오소렉시아(orthorexia) 222
옥수수 사일리지 116~117

찾아보기 233

용불용설 25, 39

웬델 베리 204

유전자 오염(genetic pollution) 129~130, 134, 137~138, 140, 143~144, 146, 148

유전자 조작 작물(GMO) 103~104, 128, 130~131, 136~137

음식 정원(edible garden) 172, 203

ㅈ

저스트레스 음식(low stress food) 126

전립선 특이 항원(PSA) 58, 65

전립선암 58~59, 63~66, 72

절약 유전자 가설 77~78

제노호르메시스(Xenohormesis) 121~122

ㅊ

차크라바티 판결 137

ㅋ

케어팜(care farm) 187~188

코르티솔 124

ㅌ

텔로머라제 74~75

텔로미어 73~75

트리아지 이론 218

ㅍ

피마 인디언 17~21, 31, 77~78

피플즈 그로서리(People's grocery) 195, 197~199

ㅎ

한 줄 나누기 운동(Grow a row) 199

항상성 67

화학 물질 과민증 85~86, 88~90

후성 유전 시스템(epigenetic inheritance system) 81, 230

후성 유전체(epigenome) 28, 30, 34, 36~37, 41, 43, 46~49, 53, 56~57, 66~68, 71, 76, 80~81, 99~100, 123, 223, 228, 230

후성 유전학(epigenetics) 28, 33~35, 41, 47, 53, 55, 76, 91~92, 96, 124, 208~209, 231

히스톤 단백질 46~48

당신이 먹는 게 삼대를 간다

1판 1쇄 펴냄 2011년 1월 24일
1판 8쇄 펴냄 2018년 4월 24일

지은이 | 신동화
발행인 | 박근섭
펴낸곳 | ㈜민음인

출판등록 | 2009. 10. 8 (제2009-000273호)
주소 | 06027 서울 강남구 도산대로 1길 62 강남출판문화센터 5층
전화 | 영업부 515-2000 편집부 3446-8774 팩시밀리 515-2007
홈페이지 | minumin.minumsa.com

도서 파본 등의 이유로 반송이 필요할 경우에는 구매처에서 교환하시고
출판사 교환이 필요할 경우에는 아래 주소로 반송 사유를 적어 도서와 함께 보내주세요.
06027 서울 강남구 도산대로 1길 62 강남출판문화센터 6층 민음인 마케팅부

© 신동화, 2011. Printed in Seoul, Korea

ISBN 978-89-94210-71-1 13590

㈜민음인은 민음사 출판 그룹의 자회사입니다.